AUFGABEN UND GRENZEN DER PSYCHOSOMATISCHEN MEDIZIN

VON

WALTER H. v. WYSS

EHEMALIGER CHEFARZT DER MEDIZIN. ABTEILUNG
DES KRANKENHAUSES NEUMÜNSTER, ZOLLIKERBERG BEI ZÜRICH,
UND DOZENT FÜR PSYCHOPHYSIOLOGIE
AN DER UNIVERSITÄT ZÜRICH

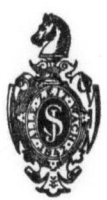

SPRINGER-VERLAG
BERLIN · GÖTTINGEN · HEIDELBERG
1955

ISBN-13: 978-3-540-01979-4   e-ISBN-13: 978-3-642-92663-1
DOI: 10.1007/978-3-642-92663-1

ALLE RECHTE, INSBESONDERE DAS DER ÜBERSETZUNG
IN FREMDE SPRACHEN, VORBEHALTEN

OHNE AUSDRÜCKLICHE GENEHMIGUNG DES VERLAGES IST ES AUCH NICHT
GESTATTET, DIESES BUCH ODER TEILE DARAUS AUF PHOTOMECHANISCHEM
WEGE (PHOTOKOPIE, MIKROKOPIE) ZU VERVIELFÄLTIGEN

COPYRIGHT 1955 BY SPRINGER-VERLAG OHG.
BERLIN · GÖTTINGEN · HEIDELBERG

BRÜHLSCHE UNIVERSITÄTSDRUCKEREI GIESSEN

INHALTSANGABE

Einleitung 1

A. Psychophysiologischer Teil 4
   1. Neuere Anschauungen über das Leib-Seele-Problem 4
   2. Von der Affektivität 22
   3. Vom physiologischen Mechanismus der Emotionen 31

B. Klinischer Teil: Stellungnahme zur psychosomatischen Medizin . 43
   1. Kurzer Überblick über die angelsächsische Forschungsrichtung 45
   2. Stellungnahme zur neueren deutschen Forschungsrichtung . . 61
   3. Zusammenfassende Schlußfolgerungen 81

Literaturverzeichnis 83

Namen- und Sachverzeichnis 88

EINLEITUNG

Die Zahl der Studien, die sich mit der psychosomatischen Medizin befassen, ist beinahe unübersehbar geworden. Man muß sich fragen: Woher rührt dieses lawinenartige Anschwellen des Interesses für die körperlich-seelischen Zusammenhänge beim Menschen? Es handelt sich nicht vorwiegend um die Reaktion gegen eine rein somatisch eingestellte Medizin, wie sie eigentlich zu keiner Zeit von wirklich berufenen Ärzten aufgefaßt und ausgeübt wurde. Es ist auch nicht ausschließlich das Verdienst der psychoanalytischen Betrachtungsweise, welche die Macht seelischer Traumata, akuter und langdauernder Konflikte und des Unbewußten für die verschiedenen Formen psychoneurotischer Störungen und vegetativer Betriebsstörungen aufgedeckt hat. Ebensowenig genügt wohl als Erklärung die Tatsache, daß zufolge der großartigen Entwicklung der modernen Untersuchungs- und Behandlungsmethoden die Medizin immer unpersönlicher geworden ist, obschon dieser Faktor von wesentlicher Bedeutung sein dürfte. Das Ausschlaggebende dieser heutigen Entwicklung dürfte vielmehr darin liegen, daß — wie SCHELER es ausgedrückt hat — zu keiner Zeit der Geschichte der Mensch so problematisch geworden ist wie in der Gegenwart. Die enorme Spezialisierung der Wissenschaften hat es mit sich gebracht, daß so vielfach aneinander vorbeigeredet wird, während in früheren Zeiten noch eine engere Verbindung zwischen Natur- und Geisteswissenschaften bestand. Zudem sind so viele der überlieferten Grundlagen über die Stellung des Menschen in der Welt ins Wanken geraten, daß wir heute gewissermaßen von neuem beginnen müssen, nach einer festen Ordnung zu suchen. Die Naturwissenschaft allein kann nicht auf diese Fragen

Antwort geben. Der Mensch sucht nun einmal nach einer geistigen Grundlage seiner Existenz, und dieses Verlangen führt dazu, daß heute vielfach der Ruf nach einer Philosophie der Medizin im Sinne einer medizinischen Anthropologie vernehmbar wird. Die mechanistische materialistische Denkungsweise um die Jahrhundertwende hat einen leeren Raum geschaffen, der irgendwie wieder ausgefüllt werden muß. Wohl darauf beruht dieses überall auftauchende Bemühen, den Menschen als Ganzes mit seiner Lebensgeschichte, wozu auch seine Umwelt und Mitwelt gehört, in seiner Krankheit zu erfassen und nicht allein als rein körperlich Kranken mit zufälligen psychischen Begleiterscheinungen. Ja, mir scheint, das Pendel habe heute schon vielfach nach einer Richtung umgeschlagen, in welcher die Bedeutung der Psyche auch für das körperliche Geschehen in gewissen Kreisen verabsolutiert wird, wobei die physiologischen Grundlagen der körperlich-seelischen Beziehungen zu stark in den Hintergrund treten.

Der psychische Anteil in seinem Einfluß auf das Krankheitsgeschehen und dessen Ablauf darf nicht zu einer Verallgemeinerung führen, in welcher das Somatische überhaupt keine selbständige Ordnung mehr aufweist. Schon der Vergleich mit der Tierpathologie sollte uns vor der Tendenz einer Verabsolutierung des Psychischen auch in der menschlichen Krankheitsbetrachtung bewahren. Selbstverständlich erlebt und erleidet der Mensch seine Krankheit auf eine andere Weise als das Tier, aber sowohl im tierischen als auch im menschlichen Organismus finden wir ähnliche pathologisch-physiologische Abläufe bei einer Reihe von Krankheiten. Somit bleibt auch für die Krankheitslehre des Menschen die experimentelle Medizin die Grundlage, wie dies seinerzeit von CLAUDE BERNARD gefordert wurde.

Wir hielten es deshalb für nicht unwichtig, in einem ersten Teil dieser Arbeit einige Anschauungen der modernen Neurophysiologie über den Zusammenhang zwischen Hirnfunktion und Psyche sowie die Beziehungen zwischen der Affektivität und dem physiologischen Mechanismus der Emotionen zu behandeln, wohl wissend, daß diese Auffassungen uns keinerlei Aufschluß über das Wesen des Psychischen zu geben vermögen. Dieser Grenze muß sich eine von biologischen Gesichtspunkten herstammende Psychologie stets bewußt sein. Ebenso muß eine von den seelischen Erlebnissen des Menschen ausgehende Betrachtungsweise nie die Grenze überschreiten, welche in das Reich der vitalen bewußtseinsunfähigen Vorgänge hinabreicht, die wir mit jeder organismischen Kreatur gemeinsam haben.

Nachdem wir in dieser Weise versuchten, eine Art psychophysiologischer Basis für die Klinik der psychosomatischen Vorgänge zu suchen, wandten wir uns nun der letzteren zu in einer kritischen Stellungnahme. Dabei konnten wir uns nur auf einige uns wesentlich erscheinende Studien aus diesem Gebiet beschränken, um nicht ins Uferlose zu geraten. Die Aufgabe der psychosomatischen Medizin sehen wir nicht allein darin, die Psychotherapie im Bereich jener körperlichen Störungen anzuwenden, die ihre Wurzeln im Psychischen und im Somatischen haben, sondern vor allem auch in einem eingehenden Verständnis für die Stellungnahme des Kranken zu seiner Krankheit, wie sie sich aus seinen sozialen und individuellen Lebensumständen ergibt und wie sie auch den weiteren Verlauf seiner Krankheiten zu beeinflussen vermag. Es ist möglich, daß die Ordnungen der körperlichen Funktionen nicht wesentlich verschieden sind von der Ordnung der psychischen Vorgänge, aber da wir hierüber nichts Bestimmtes wissen können, so hüten wir uns auch davor, jene Grenze zu überschreiten, die Bekanntes von Unbekanntem scheidet.

A. PSYCHOPHYSIOLOGISCHER TEIL

1. NEUERE ANSCHAUUNGEN ÜBER DAS LEIB-SEELE-PROBLEM

Die moderne Neurophysiologie und die Neurochirurgie mit ihren operativen Eingriffen bei Geisteskranken hat von neuem die Frage aufgeworfen, ob das psychische Leben eine Realität bedeutet, die — wie dies McInnes formuliert — stets eines scharf unterscheidenden Symboles für seine Beschreibung bedarf, d. h. des Begriffes „psychisch" (mental) oder ob im Laufe der Zeit dieser Begriff sinngemäß durch Symbole aus dem Gebiet der Neurophysiologie ersetzt werden kann. Tatsache ist — meint dieser Autor —, daß die Neurophysiologie dies z. Z. nicht zu tun vermag und daß auch keine Berechtigung besteht für die Annahme, daß jene Disziplin der Wissenschaft eines Tages imstande sein werde, uns mit Deutungen zu überraschen, welche offenkundig die Sprache und die Formulierungen der Psychologie verdrängen. Wir müssen uns aber auch darüber Rechenschaft geben, daß mechanistische Vorstellungen und Bezeichnungen aus der Terminologie der Psychologie ausgemerzt werden müssen und daß das, was wir als psychisch erleben, stets die unmittelbarste Erfahrung darstellt, die uns zuteil wird.

In der Folge möchten wir zuerst einem Forscher das Wort geben, dem nicht nur die Physiologie des zentralen Nervensystems unendlich viel verdankt, sondern welcher zugleich aus den Quellen einer tiefen humanistischen Bildung und Gesinnung sich in den späten Jahren seines reichen Lebens noch in unvergleichlicher Weise mit dem Problem der Natur des Menschen auseinandergesetzt hat. Es kann sich hier nur um eine kurze Zusammenfassung einiger der wesentlichen Gesichtspunkte dieses Werkes von SHERRINGTON handeln, das im Original nachgelesen werden muß:

SHERRINGTON: Der Mensch ist wie alle anderen Lebewesen ein Produkt unseres Planeten. Eine Eigengesetzlichkeit des Lebendigen wird nicht angenommen, sondern die Unterschiede zwischen Unbelebtem und Belebtem sind nur gradueller Natur. Das Leben beruht nicht auf einem spezifischen Prozeß, sondern „Leben" stellt ein Beispiel dafür dar, daß ein energetisches System, welches in Wechselwirkung mit anderen energetischen Systemen steht, sich für eine Zeitlang als selbständige und selbstausgeglichene Einheit zu erhalten vermag. Die einzelne Zelle bedeutet ein physikalisch-chemisches System, das zu einer Ganzheit organisiert ist. Vielleicht das eigentümlichste Charakteristikum dieses Systems besteht darin, daß es sich benimmt, als hätte es den Wunsch, sich zu erhalten. Ferner unterscheidet sich das „lebendige" energetische System dadurch von dem unbelebten, daß es in Wechselwirkung mit seiner Umwelt die Tendenz hat, sich zu vermehren (to increase). Grundlegend für das Verständnis der Zelle ist die Vorstellung, daß es sich nicht um ein statisches Gebilde handelt, sondern um ein materielles System, was heute gleichbedeutend ist mit energetisch. Oxydo-Reduktionen, fermentative Prozesse entsprechen den energetischen Abläufen, die sich in der Zelle abspielen. Die innere Oberfläche der Zelle stellt ein ausgedehntes Wirkungsfeld dar für die chemischen Vorgänge, die darin ablaufen. Das ganze System ist organisiert, die Zelle bildet ihre eigenen Eiweißstoffe. Was wir als „Leben" bezeichnen, ist ein physikalisch-chemisches Geschehen. So bedeutet also das Leben nichts fundamental anderes als das, was sich in all den verschiedenen Stufen ähnlicher uns bekannter energetischer Systeme abspielt. Der Unterschied besteht nur in der Form und Stufe der Komplexität. Allerdings nimmt alles Lebendige seinen Ursprung von schon existierendem Lebendigem.

Auch die embryonale Entwicklung wird als rein physikalisch-chemisches Geschehen aufgefaßt. Freilich zitiert SHERRINGTON den Ausspruch eines Biologen (PUNNET): „Wir können einen Organismus nur verstehen, wenn wir uns vorstellen, er sei unter der Führung zielbewußten Denkens geschaffen worden." Der Mechanismus der Bildung eines Organismus (of the house of life) war lange Zeit der Forschung unzugänglich. Jetzt scheint er ihr näher zu treten. Dieser Vorgang wird erklärbar unter der Vorstellung energetischer Prozesse. Heute besteht die Auffassung, daß es sich um einen aktiven Vorgang vorwiegend im Sinne chemischer Reaktionen jenes Energiesystems handelt, das als „lebendig" bezeichnet wird. Physik und Chemie der Zelle haben eine so weitreichende Bedeutung erlangt, daß wir uns fragen müssen: Können sie für alles Rechenschaft ablegen, was sich in einer Zelle abspielt? Sie haben schon so viele Vorgänge zu deuten vermocht, für welche die Wissenschaft vergangener Zeiten keinen Schlüssel fand, daß es gerechtfertigt ist, die Möglichkeit anzunehmen, auch den noch unerforschten Rest des Verhaltens einer Zelle durch chemisch-physikalische Prozesse aufzuklären. Ein gesunder Mensch ist ein System (set) von einander gegenseitig regulierenden Organen. Das Ganze wird zu einem sich selbst regulierenden System. Im wesentlichen handelt es sich um chemische Regulationen.

Der Begriff der biologischen Evolution bedeutet, daß etwas Neues aus Altem entsteht. BERGSON meine mit seinem Begriff der »évolution créatrice« etwas anderes. Dort wie überall da, wo von Schöpfung gesprochen wird, wird eine Auffassung vertreten, daß etwas Neues de novo entsteht. Die biologische Evolution bringt stets neue Kombinationen aus vorbestehenden hervor. In letzter Instanz handelt es sich um neue Mischungen. Unbelebtes und Belebtes setzen sich schließlich aus gleichen Bestandteilen zusammen. Ist daher ein Übergang von dem ersteren zum letzteren undenkbar? Das Belebte wird dann nur zu einem Spezialfall innerhalb des Allgemeinen. Die Evolutionslehre zeigt uns, daß die heute vorkommenden Pflanzen- und Tierarten die letzten Äste eines genealogischen Baumes darstellen. Der Begriff der Anpassung bezieht sich sowohl auf das innere Milieu des Organismus wie auf seine Umwelt. Beides muß ihm entsprechen. Er muß es sich schaffen, damit er leben kann.

Nun fragt es sich: Betrifft die Evolution nicht ebensosehr die Psyche wie den Körper? Was hat die Chemie damit zu tun? Es besteht eine hundertprozentige zeitliche und örtliche Korrelation zwischen der Psyche und den chemischen Vorgängen im Gehirn. Die Entwicklung der Psyche ist ebenso unbestreitbar wie diejenige des Körpers. Unsere Psyche ist eine irdische Psyche, welche unserem irdischen Körper entspricht. Wir sind im biologischen Sinne Reaktionen auf unsere Lebensbedingungen. Das trockene Land schuf sich die Füße, auf welchen wir wandern. Unsere Lebensbedingungen schufen die Psyche, um sie zu meistern. Die Psyche ist ein Instrument für das Leben, die Psyche ist an einen Körper gebunden. Wo finden wir sie zuerst? Beginnt sie nicht mit dem Lebensdrang? (Zest to live.) Der Drang des Lebewesens, weiter zu leben und sich selbst als neues Leben zu erneuern, jener Drang, welcher die ganze Lebensführung bestimmt, ist gleichzeitig ein Drang, ein Trieb, ein Motiv. Keine Lebensform ist ohne diesen Drang, er ist eingeboren, unveränderlich, ebenso stark beim Menschen wie beim Kleintier. Weit ist der Weg von diesem elementaren Keim des Psychischen bis zu der erkennbaren Psyche des Menschen. Die rudimentäre Psyche mag schon dem einzelligen Organismus zukommen. Sie muß schon potentiell im Ei vorhanden sein, aus welchem der Organismus stammt. Der Evolutionsprozeß hat Körper und Psyche übereinstimmend behandelt als komplementäre Aspekte dessen, was er als eine konkrete Einheit schafft: das Individuum. Die menschliche Psyche erscheint als ein Spätprodukt unseres Planeten, hervorgegangen aus einer lange vorbestehenden Psyche. Die Psyche des Menschen (finite mind) erscheint als ein Ergebnis der Integration des Individuums. Nicht sie, die Psyche, hat diese Integration bewirkt. Die Integration des Körpers wird nicht durch die Psyche zustande gebracht, vieles davon liegt ganz außerhalb der Berührung mit der Psyche.

Dagegen führt die Integration des Körpers in Hinsicht auf einen besonderen Aspekt zur Entstehung der erkennbaren Psyche[1]. Die erkennbare Psyche (recognizable mind) scheint im Zusammenhang mit der Motorik entstanden zu sein als Diener des Lebensdranges, der nach Aktivität, beziehungsweise nach Befriedigung, drängt. Das Gehirn ist das Organ für die Koordination der Motorik: es ist das Organ zur Integration des motorischen Individuums. Als nun aber die motorischen Reaktionsmöglichkeiten immer bedeutender wurden, da entwickelte sich progressiv auch die Psyche. Dort, wo es darauf ankam, daß unter den verschiedenen Möglichkeiten des Handelns in einem gegebenen Augenblick nur eine auf ein bestimmtes Ziel konzentrierte Aktivität erfolgen sollte (es handelt sich dabei um eine beabsichtigte Aktivität), da stellte sich die Psyche ein.

Die Tätigkeit des zentralen Nervensystems beruht auf der reflektorischen Beantwortung von durch Receptoren zugeleiteten (extrinsic) Erregungen und ferner auf spontanen (intrinsic) Erregungsprozessen des Gehirns. Beide haben einen Zugang zur Motorik. Je tiefer wir in der Tierreihe hinabsteigen, desto mehr überwiegt das reflektorische Geschehen, das auch bei den höheren Wirbeltieren mit hochentwickeltem Gehirn und spontaner Aktivität desselben noch den Großteil der motorischen Vorgänge in sich schließt. Auch für den Menschen gilt dieser Satz. Reflektorisches Verhalten hat nichts zu tun mit der Psyche. Es handelt sich dabei um Reaktionen, welche unabhängig sind von Vergangenheit und Zukunft des Individuums. Wenn aber ein Sperling auffliegt von der Straße in dem Augenblick, da ein Wagen sich ihm nähert, so berechnet er die Zeit in einer Weise, wie es eine reine Reflexantwort nicht tun könnte. Ebenso hat ein Vogel, der sein Nest wieder aufsucht, eine Erfahrung von etwas Vergangenem, und gar das Verhalten

---

[1] Hierin unterscheidet sich SHERRINGTONs Auffassung von der aristotelischen Konzeption, nach welcher die Psyche den Grund, nicht das Ergebnis der Lebensfunktion des Organismus darstellt. Der Leib ist um der Psyche willen da, als ihr Werkzeug.

eines Hundes, der seinen Herrn mit allen Ausdrucksbewegungen begrüßt, ist anderer Natur als der Reflex. Auch wenn bei einem Hund der Speichel fließt, sobald er den Ton einer Stimmgabel hört, der durch fortgesetztes Training mit der Darbietung der Nahrung verbunden war, so handelt es sich um eine automatisch gewordene Reaktion, die ursprünglich mit ausgesprochener und kritischer Kenntnisnahme verbunden war. Daß diese Reaktion sich jetzt ohne Aufmerksamkeit vollzieht, bringt sie nicht in die Kategorie reflektorischen Geschehens. Der Reflex ist unabhängig vom Bewußtsein, auch das allererste Mal. Er geht nicht von einem Ego aus, er ist angeboren und vererbt.

Unter den Handlungen, die von uns ausgeführt werden, unterscheidet sich eine besondere Art dadurch, daß sie das Individuum als Ganzes in einem bestimmten Augenblick erfaßt, so daß nichts anderes, was in ihm vorgeht, imstande ist, diese Handlung zu hemmen. Dieses besondere Geschehen ist von einem psychischen Vorgang begleitet. Die Handlung spielt sich zwischen Vergangenheit und Zukunft ab. Sie ist zeitlich und räumlich fixiert, räumlich in dem Sinne, daß sie auf ein energetisches System, den Körper, bezogen ist. Diesem System haftet ein Ich an, welches sich als den Initiator der Handlung betrachtet. Die Psyche ist an einen Körper gebunden. Sie ist immer individuelle Psyche. Der Akt „ich tue etwas" sieht nun so aus, als ob das Ich die Ursache der Handlung sei. Die Psyche, bzw. das Ich, ist aber anderer Natur als der Körper. Letzterer stellt ein energetisches System dar. Die Psyche ist nicht Energie, sie ist keine besondere Form von Energie. Sie bleibt etwas, das unsere Sinne nicht erfassen können. Das Suchen innerhalb des energetischen Systems nach einer Gleichartigkeit zwischen Energie und psychischer Erfahrung führt zu nichts. Die beiden bleiben gegenständlich verschieden, nicht ineinander zu verwandeln, unübersetzbar das eine in das andere. Die Psyche (mind) geht, soweit unsere Wahrnehmung reicht, in der Welt umher wie ein geisterhafter Geist, unsichtbar, unberührbar, ohne Kontur. Sie ist kein Ding, sie ist und bleibt gänzlich unwahrnehmbar. Von allem entblößt, bleibt nichts übrig als sie selbst. Was bedeutet sie in Wirklichkeit? Alles was im Leben zählt: Begehren, Streben, Wahrheit, Liebe, Erkenntnis, Werte, die Tiefen der Hölle und die Höhen des Himmels. Demgegenüber bleibt die wahrnehmbare Welt des räumlich-zeitlichen Kontinuums, welches harmonisch unter eine Kategorie zusammengefaßt ist und in welche nichts, das nicht von den Sinnen wahrgenommen wird, einzutreten vermag und in welche alles, was auf die Sinne einwirkt, eindringt. Darum kann das Ich in dem „Ich tue etwas" nicht die Ursache der Handlung sein. Das Ich kann sich als einen Aspekt der Handlung betrachten. Das „Ich nehme wahr" ist nicht eine Ursache innerhalb der räumlichen Welt, das „Ich erlebe etwas" ist ein Bestandteil des Aktes, den es erlebt.

So stellt sich die Frage: was ist das Gemeinsame zwischen dem reinen Geist (naked mind) und der wahrgenommenen Welt? Beide zusammen machen alles das aus, was wir haben. Sie haben das gemeinsam, daß jedes von ihnen eine begriffliche Konzeption darstellt. Sie sind beide Komponenten eines und desselben Geistes. Sie sind verschieden, aber nicht auseinanderfallend. Sie sind zwei Aspekte der Erkenntnis eines Geistes, und dieser Geist ist der unsrige. Wir sind das Band, welches sie verbindet, vielleicht existieren wir dafür. Soweit SHERRINGTON[1].

Was besonders in die Augen springt in dieser Darstellung ist der unvermittelte Übergang von einer mechanistisch-

---

[1] Wir erwähnten nicht die liebevolle Auseinandersetzung SHERRINGTONs mit dem Arzt und Physiologen des 16. Jahrhunderts JEAN FERNEL, der in allen Lebensvorgängen ein spirituelles Agens sah und dabei doch schon tiefgründige physiologische Ansichten vertrat. Ebensowenig konnten wir eingehen auf das letzte Kapitel des Buches von SHERRINGTON, in welchem er sich auch mit der Stellung des Menschen auf unserem Planeten auseinandersetzt. Er sieht in dem Menschen das höchstentwickelte Wesen in einer oft feindseligen Welt, in seiner tragischen Einsamkeit und seiner geistigen Überlegenheit, die nach den höchsten Werten suchen läßt. Dies wird uns in einer ergreifenden Sprache vor Augen geführt, nicht im Sinne eines überlieferten Glaubens, sondern in einer religiösen Ehrfurcht vor dem Walten der Natur.

energetischen Auffassung der Lebensvorgänge zu der einer durchaus anderen Kategorie angehörenden Natur des Psychischen. Einen durchgreifenden Unterschied zwischen Körper und Psyche sieht SHERRINGTON auch darin, daß das energetische System, welches dem Soma entspricht, eine Kontinuität aufweist in dem Sinne, daß es seit seinem Ursprung in fernsten Zeiten im Gange der Entwicklung und Differenzierung der Lebewesen sich immer erhalten hat, während er für die Entwicklung der Psyche eine Diskontinuität annimmt, in dem Sinne, daß die Psyche (mind) bei jeder Neugeburt des Soma erst dann erscheint, wenn letzteres eine gewisse Stufe der Reife erworben hat. Gewiß gilt diese Auffassung für all das, was unter den Begriff der erkennbaren Psyche (recognizable mind) fällt, aber SHERRINGTON selbst fühlt sich nicht berechtigt, auch dem einzelligen Organismus ein rudimentäres Psychisches, das der Erfahrung nicht zugänglich ist, abzusprechen.

Wir selbst haben in einer früheren Arbeit die Meinung vertreten, daß das Psychische im Lebendigen inhärent sei, freilich nicht im Sinne einer erkennbaren Psyche, sondern als unerkennbare Vorstufe besonderer Art. Wir haben auch die Auffassung vertreten, daß die ohne Bewußtsein verlaufenden Lebensvorgänge in ihrem Aufbau und ihrer Entwicklung eine ähnliche Ordnung aufweisen wie die bewußten psychischen Vorgänge. *Wäre es nicht möglich, daß sich innerhalb des Lebendigen von Anbeginn zweierlei ihrem Wesen nach verschiedene Lebenszüge zeigen, die, ein und derselben Ordnung unterstellt, sich nach zwei verschiedenen Richtungen zu entwickeln vermöchten? Dabei würde die eine den Aufbau der körperlichen Funktionen gewährleisten, während die andere aus unscheinbaren unerkennbaren Vorstufen endlich die hochentwickelte Psyche des Menschen hervorgehen läßt.*

Wir geben nun einem führenden Neurologen das Wort, der kürzlich zu diesen Fragen Stellung genommen hat: RUSSELL BRAIN. Dieser Autor äußert sich folgendermaßen: Die Hauptargumente zugunsten der Auffassung, daß die Gehirnprozesse und die Bewußtseinsvorgänge zweierlei Aspekte desselben

Geschehens darstellen, liegt darin, daß die Korrelation der beiden so eng ist, daß wir keinen Grund haben anzunehmen, das eine finde ohne das andere statt. Infolgedessen scheint die Hypothese, daß diese Unterscheidung durch unsere Denktätigkeit bewirkt werde, einfacher und ökonomischer. Die Argumente, welche für den Dualismus sprechen, sind negativer Natur. Nichts innerhalb der Erkenntnisse, die uns die Physiologie des Nervensystems vermittelt, vermag uns dazu zu ermächtigen, Gehirnprozesse in Bewußtseinsvorgänge zu übertragen. Gehirnprozesse — so lehrt uns die Neurophysiologie — bestehen in rapide vor sich gehenden, wechselnden elektrischen Potentialen, in hoch komplexen chemischen Strukturen. Wie ist es möglich, wie immer wir sie betrachten mögen, daß sie mit Gesichts- oder Gehörempfindungen, Hoffnung und Furcht, oder Sichverlieben, oder Nachdenken über die Natur des Geistes identifiziert werden können? Aber die Schwierigkeiten, welchen die Dualisten Bedeutung zumessen, bestehen auch für sie; denn daran ist kein Zweifel, daß Veränderungen der physiologischen Funktionen des Gehirns parallelgehende und proportionale Veränderungen des Bewußtseins bewirken. Es ist sicherlich schwer einzusehen, in welcher Weise eine Formation (pattern) elektrischer Impulse Schmerz sein soll; aber es ist ebenso unerklärlich, falls Schmerz dem Zustand einer unabhängigen Psyche entsprechen sollte, daß die Qualität dieses Schmerzes durch die Läsion eines peripheren Nerven verändert werden kann.

RUSSELL BRAIN beschäftigt sich besonders eingehend mit dem Wahrnehmungsproblem und stellt die Frage: wie kommt es, daß Empfindungen von Farben, Tönen oder Berührungen als Bewußtseinszustände erlebt werden, wenn gleichzeitig diese Qualitäten, wie z. B. die Farbe eines Tisches, das Tönen einer Glocke, oder die Härte eines Steines in dem wahrgenommenen Objekt selbst festgestellt werden? Man spricht von „Projektion". Ein chemischer oder physikalischer Reiz erregt ein Sinnesorgan. Dies gibt Anlaß zu einer Folge von Nervenimpulsen von niederer oder höherer Frequenz, die für alle

Sinnesqualitäten gleichartiger Natur sind. Es gibt keine Differenzen im Charakter der Impulse, welche mit eventuellen Unterschieden der verschiedenen Empfindungsqualitäten korrespondieren würden (ADRIAN). Letztere hängen von der Sinnesfläche ab, in welche sie einmünden. Dort entsteht ein Erregungspotential, welches mit der bewußten Empfindung koinzidiert. Nun ist aber der physikalische oder chemische Reiz, welcher das Sinnesorgan trifft, etwas ganz anderes als die Empfindung; ebenso gilt dies von den Nervenimpulsen und dem Erregungszustand der Sinnesfläche. Ein wesentlicher Unterschied zwischen diesen Vorgängen besteht auch darin, daß der Reiz, der von einem Objekt in der Außenwelt ausgeht, zeitlich nicht nur der Empfindung, sondern auch den im Nervensystem stattfindenden Erregungsvorgängen vorangeht. Ganz speziell gilt dies für Reize, die aus weiter Ferne stammen, bis zu astronomischen Daten, bei welchen das Licht, welches von einem Stern ausgeht, evtl. erst nach vielen Jahren wahrgenommen wird. Auch die Empfindungen, welche von unserem eigenen Körper ausgehen, entsprechen zwar einer unmittelbaren Vergangenheit des Reizes, aber einen Nadelstich fühlen wir erst dann, wenn die Erregung im Gehirn anlangt, nachdem sie von der Reizstelle zugeleitet worden ist.

So, meint der Autor, können wir eigentlich von zwei Welten sprechen: erstens der Welt der unmittelbaren Empfindungen und zweitens von jener physischen Welt, die sich in wesentlichen Punkten von unserer Wahrnehmungswelt unterscheidet, insbesondere in dem Sinne, daß die Vorgänge, welche sich dort abspielen, zu einem anderen Zeitpunkt stattfinden als dem, in welchem wir sie wahrnehmen. Von dieser anderen Welt wissen wir etwas durch Schlußfolgerungen und Erfahrungen, die wir aus eigenen oder fremden Beobachtungen oder auch Experimenten feststellen konnten. Die gesamte Tradition der Wissenschaft beruht auf derartigen Erkenntnissen. Auch unser Wissen über den Zusammenhang zwischen Empfinden und Gehirnzustand beruht auf derartigen Beobachtungen. Man kann bei Patienten bestimmte Hirnstellen elektrisch reizen und sie nach ihren Empfindungen befragen, ebenso gilt dies von der Untersuchung von Kranken mit Hirnläsionen. Jeder von uns hat seine eigene Wahrnehmungswelt, aber durch Austausch unserer eigenen Erfahrungen mit denjenigen anderer Personen, die auch wieder ihre eigene Wahrnehmungswelt haben, gelangen wir zu gemeinsamen Vorstellungen.

Wie unterscheidet sich nun aber ein Objekt in der physischen Welt, z. B. ein Tisch, von einem Objekt als Wahrnehmungsgegenstand? Es ergibt sich, daß das, was man als sekundäre Eigenschaften bezeichnet, nämlich Gerüche, Töne, Farben usw., gänzlich verschieden sind von den Reizen, welche von dem wahrgenommenen Gegenstand ausgehen. Infolgedessen müssen wir sie als Symbole der realen Welt auffassen und sagen: Die rezeptive Funktion des Gehirns besteht darin, uns mit einer symbolischen Wiedergabe der physischen Welt zu versorgen. Dabei werden nicht nur verschiedene Gegenstände durch ihre besonderen Eigenschaften unterschieden, sondern auch die räumlichen Beziehungen, welche zwischen ihnen bestehen, werden uns vermittelt. Gleichzeitig erhalten wir auch eine symbolische Kenntnis von unserem eigenen Körper und dessen Relation zur Außenwelt.

Nun wissen wir aus der Physiologie und Psychologie, daß kein Gehirnprozeß als einzelner isolierter Vorgang stattfindet. Das Nervensystem ist in beständiger Aktivität und erhält von allen Teilen des Organismus „Informationen" über die räumlichen Beziehungen des Körpers und seiner Teile. Einzelne dieser Impulse gelangen ins Bewußtsein, viele aber nicht. Zusammen aber tragen sie dazu bei, anderen Impulsen eine besondere Bedeutung zu geben. So erregt die Berührung der Hand oder das Sehen einer Farbe nicht einfach die jener besonderen Empfindung entsprechende Erregungsstelle im Gehirn, sondern sie ordnet sich ein in eine komplizierte Formation (pattern) von elektrischen Impulsen in vielen Stellen des Gehirns. Wenn wir sagen, wir fühlen eine Berührung oder wir sehen ein Licht, so sehen wir etwas, was gerade im Focus des Bewußtseins steht, vor einem Hintergrund von Geschehnissen, von welchen es sich abhebt. Was wir wahrnehmen, steht immer in Beziehung zu den übrigen Partien unseres Körpers und deren Relation zu anderen Objekten im Raum. Dazu gehört in erster Linie, daß alles, was wir wahrnehmen, als außerhalb von uns erscheint. Alle unsere Wahrnehmungen von Objekten in der Außenwelt erreichen das Bewußtsein mit dem Stempel „außerhalb von uns". Ob diese Eigentümlichkeit angeboren oder teilweise vielleicht in der frühen Kindheit erworben ist, wissen wir nicht. Tatsache ist, daß wir uns nicht an eine Periode unseres Lebens erinnern können, in welcher dies nicht der Fall war. Wir können unsere Wahrnehmungswelt mit einer Landkarte vergleichen, die ja auch nichts darstellt als die symbolische Wiedergabe einer bestimmten Gegend. Unsere Wahrnehmungswelt enthält aber immer subjektive Komponenten. Sie stellt ein Gemisch dar zwischen objektiven und subjektiven Bestandteilen, sie hängt aber auch von der Struktur der Sinnesorgane und des Nervensystems ab, und darin liegt ihre Beschränkung. In Wirklichkeit existiert natürlich nur eine Welt, von welcher wir auf verschiedene Art Kenntnis nehmen. Die eine Erkenntnisform beruht auf Wahrnehmungssymbolen, die durch Reize, welche unseren Organismus treffen, hervorgerufen werden: unmittelbare Wahrnehmung. Die zweite Erkenntnisform entspricht einem durch Schlußfolgerungen oder Erfahrung erworbenen Bestand unseres Wissens, der zu festen Begriffen geführt hat. Alles, was wir von der realen Welt wissen, entstammt dieser zweiten Erkenntnisform. Zur Zeit sind wir nicht imstande, die Beziehung zwischen unseren auf Erfahrung beruhenden begrifflichen Vorstellungen und den unmittelbaren symbolischen Wahrnehmungsdaten zu erklären.

Wir möchten aber noch auf einen Gedanken dieses Forschers hinweisen, der sich in einer ähnlichen Richtung bewegt wie bestimmte Ideen von W. R. HESS, die er vor mehreren Jahren in einem kleinen Kreis geäußert hat. BRAIN spricht, wie dies heute in der Neurophysiologie üblich ist, von "pattern", ein Wort, das wir hier mit „Ordnung" übersetzen möchten. Er erwähnt, daß bestimmte Ordnungen ihr Eigenleben besitzen, in dem sie eine Veränderung, der sie zusammensetzenden Teile zu überleben vermögen. Eine Welle, die sich über eine Wasserfläche hinbewegt, bleibt dieselbe Welle, auch wenn das Wasser, aus dem sie besteht, immer wieder anders ist. In gleicher Weise könne auch eine derartige Ordnung von der Retina aufgenommen und auf die Sehfläche im Gehirn übertragen werden. E. C. DODDS zitierend fügt er bei, daß auch die Ordnung von unserer Persönlichkeit dieselbe bleibe, obschon jedes Eiweißmolekül des Körpers inklusive Nervensystem dreimal im Jahr sich verändere. HESS formuliert einen ähnlichen Gedanken etwas anders, indem er die Übertragung der „Ordnung" auch auf das psychische Geschehen ausdehnt. Er äußert sich folgendermaßen: „Die Bindung zwischen subjektivem Erlebnis und objektivem Vorgang beruht auf raum- und zeitbezogener Koinzidenz. Hinsichtlich des Wesens der subjektiven und objektiven Realität besteht keine kausale Beziehung, eine Übereinstimmung hingegen hinsichtlich der Ordnung. Somit ist Ordnung im System psychischer Kräfte (ich würde sagen: psychischen Geschehens) in stoffliche Anordnung und Ordnung innerhalb des mechanischen Kräftesystems übertragbar und umgekehrt. Es ist aber absurd zu denken, daß seelische Erlebnisse in ihrer Wesenseigentümlichkeit aus chemischer oder energetischer Umsetzung irgendwie entstehen oder daß seelische Kräfte zur Ursache mechanischen Geschehens werden, Wozu Gehirnsubstanz und energetische Umsetzungen im Gehirn befähigt sind, betrifft lediglich die Übernahme von Ordnungen durch die Sinnesorgane durch geordnete Struktur- und Kräftebeziehung. Mit der Übernahme wird die Gehirnsubstanz zum Träger der Ordnung, welche ihr im äußeren materiellen Bestehen, bzw. energetischen Geschehen, ‚vorgespielt' wird."

Endlich sei noch die monistische Auffassung erwähnt, wie sie von dem amerikanischen Physiologen GERARD vertreten wird. Seine Anschauungen lauten folgendermaßen: Er geht aus von dem Begriff „Org." als organisiertem System. Jeder Org. oder jedes System hat einen physischen und einen psychischen

Aspekt. Es besteht eine kontinuierliche Reihe (dem Wesen nach, wenn auch nicht graduell), anfangend mit einem dunklen Wissen um ein einfaches unbelebtes System bis hinauf zu der Erkenntnis eines höchst komplizierten lebenden Organismus. Das was dem Organismus innerlich ist, wird als subjektiv, psychisch aufgefaßt, das was von außen beobachtet wird, als objektiv und materiell. Jeder Org. bildet eine Einheit in einer größeren Einheit oder setzt sich zusammen aus untergeordneten Systemen, oder häufiger: besteht aus anderen Org. und trägt dazu bei, solche anderen Org. oder Einheiten zu bilden. Subjektives und Objektives gehen ineinander über von Stufe zu Stufe. Je schwächer die Integration und je weniger sich der Org. unterscheiden läßt von anderen Systemen oder der übrigen Welt, desto mehr schwindet der Unterschied zwischen subjektiv und objektiv. Materie und Geist sind relativistische Begriffe, die auf der Beziehung zwischen dem Beobachter und dem, was er beobachtet, beruhen. Wenn nun Geist und Materie nur zwei verschiedene Aspekte desselben Ganzen darstellen, so ist es auch nutzlos zu fragen, ob materielle Prozesse psychische Vorgänge verursachen können oder ob Psychisches auf Physisches zu wirken imstande sei. Der Mensch, der etwas von der Welt erkennen will, findet den Schlüssel zu seiner Erkenntnis bald in seiner inneren Erfahrung, bald in der Beobachtung der Umwelt.

Es mag praktisch sein, anzunehmen, daß ein Anästhetikum Bewußtlosigkeit hervorrufe, aber wir werden schließlich zu der Einsicht kommen, daß die Bewußtlosigkeit eine uns den größten Eindruck machende Begleiterscheinung einer durch ein chemisches Agens bewirkten Veränderung des Gehirns darstellt. Die Psyche wirkt nicht auf das Materielle und das Materielle nicht auf die Psyche, sondern wir haben immer nur einen primären Leib-Seele-Zustand und einen sekundären Leib-Seele-Zustand, bei welchem bald der psychische, bald der physische Aspekt mehr hervortritt. Es mag von Interesse sein festzustellen, daß bestimmte psychische Situationen im Zusammenhang stehen mit bestimmten körperlichen Krankheitszuständen wie Tics, Enuresis, Asthma, hoher Blutdruck usw., aber wir stellen dabei nur fest, daß bestimmte Vorgänge irgendwie miteinander korrespondieren. Wir können aber diese Zusammenhänge nicht erklären. Dasselbe gilt in umgekehrter Richtung. Wenn Frauen zur Zeit der Ovulation besondere Träume haben oder wenn bei Patienten mit Hirntumoren psychische Störungen charakteristischer Art auftreten, so sind diese Beobachtungen wertvoll, aber sie sagen uns nichts über den Mechanismus dieser Erscheinungen.

Wenn wir es hier unternommen haben, einigen besonders berufenen Vertretern der neurophysiologischen Forschung das Wort zu geben, so sehen wir, daß die Ansichten auseinandergehen, und das muß wohl so sein, weil es sich bei der Frage des leib-seelischen Zusammenhanges um ein Problem handelt, das von jeher als unlösbar gegolten hat. Man kann sich auf den Standpunkt stellen, daß die Trennung in rein körperliche und rein seelische Funktionen innerhalb des Lebendigen eine Abstraktion bedeute, die uns durch unsere Organisation aufgezwungen ist. Tatsache ist, daß die Psyche, d. h. unser seelisches Leben, die erste unmittelbare Erfahrung darstellt, die uns zuteil wird. Infolgedessen wäre es auch unrichtig, wenn wir die Psyche als die Ursache von körperlichen Vorgängen auffassen wollten und ebenso unrichtig, wenn wir die chemisch-physikalischen Vorgänge im Gehirn als die Ursache des psychischen Lebens ansehen möchten. Es gibt keinen Mechanismus, der von der Psyche zum Körper führt oder vom Körper zur Psyche, sondern wir haben es mit zwei verschiedenen Sprachen zu tun, die ineinander unübersetzbar, aber doch aneinander gebunden sind.

Wir wenden uns noch einer anderen physiologischen Betrachtungsweise zu, die von vornherein alle Lebensvorgänge — seien es nun körperliche oder psychische — unter einem einheitlichen Gesichtspunkt betrachtet: Alle Lebensvorgänge werden nach W. R. HESS als eine auf Erfolg ausgerichtete Ordnung betrachtet. Dabei wird von der methodisch klaren Scheidung zweier Funktionssysteme mit verschiedenen Aufgaben ausgegangen. Das eine (animales System) ist auf die

Selbstbehauptung des Organismus und seiner Umwelt gerichtet. Es umfaßt die der Orientierung im weitesten Sinne dienenden Sinnesorgane, die zur Handlung benötigten Werkzeuge der Motorik und die organisierende Funktion des zentralen Nervensystems. Das andere (vegetatives System) steht im Dienste der Sicherung des inneren Milieus der Zellen und Gewebe. Sauerstoffzufuhr und Kohlensäureentfernung, Nahrungslieferung und Ausscheidung von Abfallstoffen des Stoffwechsels usw., entsprechen seinen Aufgaben. Die beiden Funktionssysteme stehen in gegenseitiger Abhängigkeit und bilden zusammen die Einheit des Organismus.

Sowohl die Zusammenarbeit der vegetativen Funktionen untereinander als ihre Angleichung an die Leistungen des Gesamtorganismus unterstehen einem Regulationssystem, d. h. dem vegetativen Nervensystem und den in seinen Funktionskreis eingeschalteten Hormonen und Wirkstoffen. HESS hat nun im Bereich des vegetativen Nervensystems gezeigt, daß der bei isolierender Betrachtung der Innervation einzelner Organe zutage tretende Antagonismus zwischen sympathischer und parasympathischer Steuerung (wobei es sich um anatomische Begriffe handelt) in Wirklichkeit im Hinblick auf die zu Erfolg führenden Leistungen des Organismus einer Zusammenarbeit, einem Synergismus entspricht. Die Begriffe „ergotrop" und „trophotrop" oder „endophylaktisch" sind ja heute allgemein geläufig, so daß auf ihre Charakterisierung hier verzichtet werden kann. Das Wesentliche, was HESS anhand zahlreicher experimentell festgestellter Tatsachen an den Beispielen der Innervation des Herzens, der Regulation des Kreislaufes, der Atmung, der Verdauungstätigkeit, der Körpertemperatur usw. nachgewiesen hat, ist, daß im Bereich aller dieser Funktionen die Abstufung der sympathischen oder parasympathischen Innervation in den verschiedenen Organsystemen sich immer nach der in Frage kommenden Leistung richtet, wobei für die Sicherung des Erfolges eben diese gegenseitige Ausbalancierung des innervatorischen Gleichgewichtes maßgebend ist. So spricht HESS von der Leistung als

Ordnungsprinzip im Bereich des organisatorischen Aufbaues der vegetativen Funktionen, die ein Zusammenspiel, eine Synergie ergibt, die bis auf weite Sicht, d. h. auf die gesamte Lebensdauer bezogen, als Syntelismus bezeichnet wird. Es handelt sich dabei, wie der Autor sich ausdrückt, um eine objektiv feststellbare Ordnung, über deren Entstehungsweise nichts weiter ausgesagt werden kann.

Eindrucksvoll zeigt HESS die Organisation eines stufenweisen Aufbaues der vegetativen Leistungen. Er beginnt mit den an bestimmten Organen zu beobachtenden spontanen Aktivitäten oder autonomen Potenzen, wobei es sich zeigt, daß hinsichtlich des Funktionierens dieser Organe weder bei spontaner Aktivität noch bei künstlicher Reizung ein konstantes Verhalten zu beobachten ist, sondern daß es sich um Anpassungsvorgänge handelt, die sich nach der vorliegenden Gesamtsituation richten.

Ferner beobachtet man auch Auswirkungen mehr oder weniger lokalisierter Erregungen auf die Umgebung. Als besonders eindrucksvolles Beispiel hierfür wird die Funktion des Reizleitungssystems des Herzens angeführt, welches die verschiedenen Anteile dieses Organes zu einer gemeinsamen Leistung zusammenfügt. Dann erfolgt in etwas ausgedehnteren Bezirken innerhalb des Gefäßsystems die Koordination durch Axonreflexe und weiter hinauf durch spinale segmentale Reflexe, wobei auch benachbarte Segmente eine funktionelle Verbindung eingehen und eine gemeinschaftliche Wirkung zustande bringen. Die Koordination größerer oder nicht direkt benachbarter Organteile zu einheitlicher Leistung ist die Aufgabe einer zentralen Repräsentation. Primäre Repräsentanten, die über verschiedene Segmente verteilt sind, werden auf höherer Ebene selbst wieder kollektiv vertreten. Dies geschieht zunächst in der Medulla oblongata, wo noch eine recht gute Differenzierung nach einzelnen vegetativen Funktionssystemen besteht. Im Zwischenhirn kommt es dann zu einer engen leistungsbezogenen Verbindung der verschiedenen vegetativen Funktionen.

Auch die animalen Funktionen vertreten das Leistungsprinzip. Als Erfolg gilt für den Organismus die Erhaltung und Förderung des Lebens, sowohl für das Individuum als auch für die Nachkommenschaft. Es werden auch die psychischen Vorgänge unter diesem Gesichtspunkt betrachtet. Durch die Sinneswahrnehmungen wird dem Bewußtsein ein Bild der Umwelt vermittelt. Triebe, Gefühle und Stimmungen und durch Vernunft geleitete Überlegungen bestimmen das zielbewußte Handeln. Somit ist das Psychische eingebaut in das Gesamtverhalten, wobei dann mit Hilfe sämtlicher Organsysteme eine dem Organismus als Ganzem zugute kommende Leistung verwirklicht wird. Das bedeutet, daß Sinnesfunktionen, psychische Tätigkeit und Bewegungs-, bzw. Handlungsvollzug synerge Vorgänge sind, welche zusammen eine auf weiteste Ziele ausgerichtete Lebensführung ergeben. Das subjektive Erleben ist ein Glied in dieser ausgerichteten Gesamtordnung. Soweit HESS.

Der Begriff der Leistung wird ja auch durch VON WEIZSAECKER in seinem „Gestaltkreis" eingehend vertreten. Bei diesem Autor handelt es sich aber bei „Leistungen" um Auseinandersetzungen zwischen Ich und Umwelt aus einer ursprünglichen Verflochtenheit heraus, wobei das Subjekt sich gegenüber der Außenwelt freistellt und absetzt (CHRISTIAN). Die Leistungen gehen also nach v. WEIZSAECKER immer von einem Subjekt aus. Das ist ein prinzipieller Unterschied gegenüber den Anschauungen von HESS, bei welchem die Leistung als Ordnungsprinzip eines stufenweisen Aufbaus der Lebensvorgänge aufgefaßt wird. Das Gemeinsame der beiden Konzeptionen liegt darin, daß sie physische und psychische Vorgänge unter einem und demselben Gesichtspunkt betrachten. Die Verschiedenheit aber liegt darin, daß während bei HESS sich das Problem „von unten herauf" stellt, es durch v. WEIZSAECKER „von oben herab" in Angriff genommen wird. TH. V. UEXKUELL, der die Problematik der v. WEIZSAECKERschen Anschauungen zu erkennen vermeint, äußert sich dazu folgendermaßen: „Leistung als übergreifende Einheit ist kein Erzeugnis irgendeines Subjektes, sondern die ‚vorgehende Wirklichkeit', in der ein agierendes Subjekt erst auftreten kann und in der es auf Grund der ihm dort zugewiesenen Rolle erst als dieses besondere Subjekt konkret bestimmt wird. Überspitzt könnte man sagen: Nicht die Leistungen werden von Subjekten erzeugt, sondern die Subjekte sind Erzeugnisse der Leistungen, in denen sie auftreten." Wir erinnern an den obenerwähnten Satz SHERRINGTONs: „Die Integration des Körpers wird nicht durch die Psyche zustande gebracht, dagegen führt die Integration des Körpers in Hinsicht auf einen besonderen Aspekt zur Entstehung der erkennbaren Psyche." Statt „Integration" hieße es hier „Leistung" und statt „Psyche" „Subjekt". Wir wissen freilich, daß v. WEIZSAECKER die Gleichsetzung von „psychisch" und „Subjekt" aufgibt, indem er sagt: „Das bedeutet, daß ein sowohl bewußtloser wie ein gerade nichts bestimmtes Psychisches erfahrender Organismus sich als Subjekt zu einer Umwelt verhalte... Die Einheit des Subjektes ist das Gegenstück zu der Einheit des Gegenstandes." Es wird aber immer schwierig sein, aus dem Begriff eines Subjektes die Vorstellung von etwas Psychischem total auszuschalten.

Wir schließen diesen Abschnitt mit einem Wort von JAKOB V. UEXKUELL: „Man kann sagen, daß der Arzt sich hauptsächlich mit der Rolle (wir würden sagen ‚Leistung') der Körperorgane zu befassen hat. Die Rolle aber prägt ihr feststehendes immaterielles Gepräge der lebenden Körpermaterie auf. Daher kann die Medizin niemals eine mechanistische Wissenschaft werden, denn die Mechanik handelt immer nur von dem Zusammenwirken toter materieller Elemente."

2. VON DER AFFEKTIVITÄT

Besonders eindrucksvoll sind die Beziehungen zwischen psychischem Erleben und körperlichen Vorgängen auf dem Gebiete der Affektivität. Unter Affektivität verstehen wir die Stimmungen, die Gefühle und die Emotionen. Die Stimmungen bezeichnen wir mit BOLLNOW als Lebensgefühl oder „eine den ganzen Menschen von den niedersten bis zu den höchsten Bereichen durchziehende Grundverfassung". Die Gefühle entstehen meist reaktiv auf bestimmte Erlebnisse und sind auf gegenständliche Inhalte (Werte oder Unwerte) bezogen oder mit solchen Inhalten erfüllt. Sie sind von körperlichen Ausdruckserscheinungen begleitet. Die Emotionen oder Affekte sind primitive Gefühlsreaktionen, verbunden mit besonders ausgesprochenen motorischen oder vegetativen Begleiterscheinungen. Gefühle und Emotionen sind insofern nicht selbständige Phänomene, als sie reaktiv entstehen auf Förderungen oder Hemmungen unseres Lebensdranges, wie er sich in den Triebregungen und höheren Strebungen äußert. Wir haben an anderer Stelle gesagt:

„Der beseelte Lebensträger steht der Welt nicht gleichgültig gegenüber wie ein Stein, sondern er erwartet und fordert etwas von ihr. Wir erleben die Welt nicht als einen sachlichen Tatbestand, sondern als etwas freundlich oder feindselig auf uns Gerichtetes." Die Affektivität ist älter als der Intellekt. Sie ist sozusagen lebensnäher als jener, während der letztere sich als distanzierter erweist und deshalb auch erst später in Erscheinung tritt. So ist es wohl richtig, wenn die primäre Entdeckung der Welt dem affektiven Leben zugeschrieben wird, wie dies ganz besonders HEIDEGGER in dem berühmten Satz ausgedrückt hat: „Wir müssen in der Tat ontologisch grundsätzlich die primäre Entdeckung der Welt der ‚bloßen Stimmung' überlassen."

In seiner schönen Sprache hat einst CARUS das Wesen der Stimmungen folgendermaßen charakterisiert: „Alles, was in der Nacht des Unbewußten unsere Seele bildet, schafft und leidet, drängt und brütet, alles, was dort sich regt, nicht bloß unmittelbar am eigenen Organismus sich kundgebend, sondern ebenso was angeregt ist von Einwirkung anderer Seelen und der gesamten Außenwelt, welches alles bald heftiger, bald milder auch unser inneres unbewußtes Leben durchdringt: all dies klingt auf eine gewisse Weise aus der Nacht des Unbewußten hinauf in das Licht des bewußten Seelenlebens. Diese wunderbare Mitteilung des Unbewußten an das Bewußte nennen wir Gefühl." Wie wir selbst, spricht auch BOLLNOW hier nicht von Gefühl, sondern von Stimmung. Jenem Autor verdanken wir eine eingehende Untersuchung über die Stimmungen, auf die hier nur kurz eingegangen werden soll, da sie sich auf die philosophisch-anthropologische Bedeutung der Stimmungen bezieht. Der Autor unterscheidet scharf zwischen der eigentlichen Grundstimmung und den flüchtigen, einem Wechsel unterzogenen Stimmungen. Die ersteren, wie Heiterkeit oder Schwermut oder auch Verdrossenheit, stellen sich immer wieder ein nach allen Schwankungen vorübergehender Einzelstimmungen, als eine Art natürliche Gleichgewichtslage. „Die Grundstimmungen, mögen sie nun durch Naturanlage oder durch Lebensschicksal bestimmt sein, sind bezeichnend für das Wesen eines Menschen und bilden ihrerseits den bleibenden Untergrund, auf deren Boden sich die anderen nur vorübergehenden Stimmungen erheben und durch den sie in ihrer besonderen Färbung bedingt bleiben."

BOLLNOW gibt folgende weitere Kennzeichen der Stimmung: Die Stimmung ist Übereinstimmung, und so handelt es sich bei der Gemütsstimmung um eine solche durchgehende Übereinstimmung des ganzen Menschen, der in seinen verschiedenen Seiten auf einen bestimmten „Ton" gestimmt ist. Die Übereinstimmung besteht zwischen Innen- und Außenwelt, ferner zwischen Leibes- und Seelenverfassung, und endlich besteht Übereinstimmung aller einzelnen Leistungen der Seele. Die Welt ist in der Stimmung noch nicht gegenständlich geworden, sondern die Stimmungen leben noch ganz in der ungeschiedenen Einheit von Selbst und Welt, beide sie in einer gemeinsamen Stimmungsfärbung durchwaltend. Darum sei es auch unrichtig, die Stimmung allein auf Rechnung der subjektiven Seite zu setzen und zu meinen, daß sie dann gewissermaßen auf die Welt auch abfärbe.

Dasselbe meint wohl auch KLAGES mit jenem Worte: „Nicht nur überfärbt wird die Welt mit goldenem Glück von Mozarts Melodien und nicht nur überfärbt wird sie mit mitternächtlicher Schwermut von den Dichtungen Lenaus, sondern auch ihr eigenes Strahlengold hat zu den Tondichtungen Mozarts beigetragen, ihr eigenes Mitternachtsdunkel zu den Gesängen Lenaus."

Die Grundstimmung der Heiterkeit und der Schwermut ist angeboren. Sie läßt sich wohl auch kaum zurückführen auf eine bestimmte Formel oder eine bestimmte Eigenschaft des

Gehirns, sondern sie ist ein Erbgut, das durch den ganzen Menschen hindurchgeht. So gibt es doch auch heitere, leichtblütige oder ernste und schwermütige Völker. Nicht umsonst spricht man von der Heiterkeit des Südens und von Sonnenkindern. Außer der Naturanlage müssen wir von den Einflüssen der Landschaft und des Klimas sprechen: weite, sonnige Täler gegenüber düsteren engen Gebirgstälern, weite Ebenen, das Meer, der Nebel, kurzer oder langer, finsterer Winter, all das ist von Bedeutung. Dazu kommen soziale Einwirkungen: Einsamkeit in wenig bevölkerten Gegenden gegenüber enger Gemeinschaft in dichter bevölkerten Ländern, Härte im Kampf ums Dasein oder leichtere Lebensbedingungen. Auch die geschichtliche Vergangenheit wirkt sich aus, z. B. bei Völkern, die jahrhundertelang unter einem Drucke standen, gegenüber den glücklicheren, längst in Freiheit aufgewachsenen Bewohnern anderer Länder, ferner die Einflüsse einer bald mehr heiteren, bald mehr düsteren Religion. Freilich ist zu sagen, daß alle diese Faktoren, genau so wie das Lebensschicksal des einzelnen, viel mehr den Charakter der betreffenden Völker und einzelner Personen bestimmen, daß aber die angeborene Grundstimmung vielfach doch wohl die Richtung anzeigt, nach welcher sich diese Einflüsse auswirken, und deshalb ist die Grundstimmung von so großer Bedeutung für das Schicksal des Menschen.

Von dem Hintergrund der Grundstimmung heben sich die vorübergehenden Stimmungen und Verstimmungen ab, die ja wie die gesamte Affektivität „das Ganze des individuellen Daseins in ihrer besonderen Sprache ausdrücken" (SIMMEL). So scheint die Welt hell und freundlich in der freudigen Stimmung, man fühlt sich in Übereinstimmung mit sich selbst und der Welt, unbeschwert, frisch, nach außen und innen strahlend. Bei trauriger Stimmung fühlt man sich der Welt entfremdet, man ist gehemmt und matt, nach außen und innen wie gelähmt. Die flüchtigen Stimmungen entstehen reaktiv als Nachwehen von Gefühlen freudigen oder traurigen Inhalts, auch als Nachwirkungen von Träumen oder auch als körperliche

Verstimmungen oder Euphorien. Es soll aber auch auf die Bedeutung der Stimmung für jede schöpferische Tätigkeit hingewiesen werden, von der allgemeinen Arbeitsfreudigkeit bis zu den höchsten geistigen Schöpfungen der Wissenschaft und Kunst. Dabei sei besonders an jene echten und unwiderstehlichen Stimmungen eines schaffenden Künstlers gedacht, die sich nicht herbeirufen lassen, sondern sich von selbst überwältigend einstellen in der Begegnung eines Genies mit seinem Gegenstande. In all diesen Stimmungen wird der sie Erlebende einheitlich als Ganzes erfaßt. Die motorischen und vegetativen Funktionen des Organismus sind der psychischen Leistung koordiniert. Zittern, Herzklopfen, Rötung des Gesichtes, Schweißausbruch usw. begleiten derartige schöpferische Inspirationen.

Ganz besonders sei hier noch auf die Wirkungen der Krankheitsgefühle, wie Schmerz, Atemnot, Beklemmung, Schwindel, Erschöpfung, hingewiesen. Das ganze Seelenleben wird durch den Einbruch der Krankheitseinflüsse gestört in seinen Beziehungen zu sich selbst und zur Umwelt. Auch hier ist die Grundstimmung von Bedeutung. Ein unbeschwertes Gemüt kann auch in der Krankheit stets einen Optimismus aufweisen, der oft mit bewundernswerter Tapferkeit verbunden ist. Andere sind ernst veranlagt, und die Krankheit macht sie dann noch ernster; das sind die Stillen, die sich zurückziehen und immer stiller werden. Andere wieder haben von Natur aus eine depressive Grundstimmung, sie haben das Leben immer schwer genommen und waren wohl auch immer dazu geneigt, sich Sorgen und Vorwürfe zu machen. Das Krankheitsgefühl kann nun diese Tendenz steigern. Es besteht ein Unterschied zwischen dem Zustand des Krankheitsgefühls und der Art und Weise, wie der Kranke selbst diesen Zustand fühlt. Er fühlt nicht nur, was ihm rein körperlich gegeben ist als Unbehagen, Schmerz oder Erschöpfung, sondern alle seine existentiellen Befürchtungen, Ängste, Sorgen, seine Schuldgefühle, seine Einsamkeit und Verlassenheit können hier ihren Ausdruck finden. Gleichzeitig macht sich das Kausalitätsbedürfnis geltend. Der Patient findet Geschehnisse in seinem Leben, seien es Verfehlungen oder ihm angetanes Unrecht, und all dies wird nun als Ursache seines Leidens herangezogen. In Wirklichkeit befindet sich der Kranke in einem ganz veränderten Zustand seines Daseins, von welchem aus alles, was ihm begegnet ist, seine ganze Lebensgeschichte, in einem anderen Lichte erscheint.

Ebenso wie die Gefühle älter sind als der Intellekt, so sind auch die Ausdruckserscheinungen älter als die Lautsprache. Das ängstliche Flattern eines verirrten Vogels, der drohende Buckel einer Katze, die stürmische Begrüßung seines Herrn durch den Hund, bei welchem alles in Bewegung ist, der selbst seinen Ball, sein Lieblingsspielobjekt, dabei haben muß, das erste Lächeln des kleinen Kindes — um nur diese ganz alltäglichen Beispiele zu nennen —, all dies spricht zu uns ganz unmittelbar und verbindet uns mit der Welt, in der wir leben. Es handelt sich dabei um angeborene Reaktionsweisen, die auch augenblicklich sinngemäß verstanden werden. Dabei ist ja — wie schon oft erwähnt — darauf hinzuweisen, daß bestimmte Funktionen, welchen beim Menschen eine besondere physiologische Bedeutung zukommt, auch in den Dienst des Ausdrucks von Gefühlen zu treten vermögen, wie z. B. die Tränensekretion, die als physiologische Funktion die Bedeutung hat, einen das Auge belästigenden Fremdkörper wegzuspülen, nun als Ausdrucksphänomen der Rührung oder des Leidens erscheint. Auch vasomotorische Funktionen, die ursprünglich im Dienste der Körperregulierung stehen, zeigen sich im Erröten und Erblassen der Haut, vor allem des Gesichtes, als Vermittler von Gefühlen. Auch die Atmung nimmt teil an den Ausdruckserscheinungen des Lachens und Schluchzens.

Zwischen den Gefühlen und Emotionen und ihrem körperlichen Ausdruck besteht keine kausale Beziehung. In diesem Sinne ist der berühmte Satz von CARUS zu verstehen: „Es ist falsch zu sagen, die Trauer bewirke einen langsamen Herzschlag, ein Bleichen der Haut, ein minderbereitetes Blut, ein langsames schluchzendes Atmen, sondern es solle heißen, die Trauer sei teilweise alles dieses selbst." Diese Auffassung entspricht aber keineswegs der JAMES-LANGEschen Theorie, z. B. in der folgenden Formulierung von JAMES: „Welche Art der Furcht würde übrigbleiben, falls das Fühlen des beschleunigten Herzschlages oder der gehemmten Atmung, der zitternden Lippen, des Schwachwerdens der Glieder, der Gänsehaut oder anderer visceraler Sensationen wegfallen sollten? Kann man sich den Zustand der Wut vorstellen ohne Aufwallung der Brust, ohne Rötung des Gesichtes, ohne Dehnung der Muskeln, ohne Zähnefletschen, ohne den Impuls zu gewalttätigem Handeln? Statt dessen aber unbewegte, schlaffe Muskeln, ruhige Atmung und ein gelassenes Gesicht? Was würde der Kummer sein ohne seine Tränen, sein Schluchzen, die Beklemmung des Herzens, dessen ‚Weh unter dem Brustbein'? Eine gefühllose Kenntnisnahme, daß gewisse Umstände betrüblich sind, aber nicht mehr." Dagegen meint CARUS, alle diese körperlichen Symptome entsprechen *teilweise* der Emotion selbst. So bedeutet auch der plötzliche Ausbruch eines diabetischen Komas bei einem latenten Zuckerkranken im Anschluß an eine schwere seelische Erschütterung teilweise diese Erschütterung selbst. Oder ein akuter Depressionszustand, der im Anschluß an einen Herzinfarkt bei einem latent depressiven Kranken auftritt, ist teilweise das Erlebnis des mit dem Herzinfarkt verbundenen Bewußtseins des sinkenden Lebens.

Der Organismus reagiert als Ganzes auf jeden heftigen Affekt, und seine Reaktionsweisen sind gegenüber der viel reicheren und viel mannigfaltigeren Erlebniswelt relativ beschränkt. Wohl ist die Mimik und die gesamte Gebärdensprache beim Menschen schon sehr weit differenziert, aber die Reaktionen von seiten der vegetativen Organe sind wesentlich ärmer. Wir kennen die Störungen der Herztätigkeit, der Atmung, im Sinne einer Steigerung oder Hemmung, Beschleunigung oder Verlangsamung, Steigerung des Blutdrucks oder Absinken desselben bis zur Ohnmacht, hochgradige Rötung des Gesichts oder todähnliches Erblassen. Von seiten des

Magen-Darm-Traktus kommt es zum Erbrechen, zu Sekretionsstörungen, zu beschleunigter oder gehemmter Peristaltik, Obstipation oder Durchfall; ferner wird Harnverhaltung oder Harndrang beobachtet, in der weiblichen Genitalsphäre Störungen der Menstruation. Hierzu kommen Zittern, von Zittern begleiteter Schweißausbrauch, Gänsehaut usw. Es sei hier auch auf die heute so lebhaft zur Diskussion stehenden Anschauungen von SELYE hingewiesen, über sein Adaptationssyndrom, das bei allen Reizen oder Situationen in Erscheinung tritt, welche eine Bedrohung, Schädigung, Erschütterung (Stress) des Organismus herbeiführen. Dazu werden auch die heftigen Emotionen gerechnet. Dieses Syndrom verläuft in drei Stadien: der Alarmreaktion, die durch Schockwirkung charakterisiert ist, dann ein defensives Stadium mit Gegenregulationen und schließlich bei dauernder oder schwerster akuter Schädigung ein Stadium der Erschöpfung. SELYE hat vor allem auf die Wirkungen hingewiesen, welche durch das adenocorticotrope Hormon der Hypophyse auf die Funktion der Nebennierenrinde ausgeübt werden, die zu einer Überfunktion dieser Drüse führen. Ein anderes Hormon, dessen Überproduktion hier ebenfalls in Frage kommt, ist — wie schon lange aus den Untersuchungen CANNONs bekannt — das Adrenalin. SELYE erwähnt außerdem noch Noradrenalin und Vasopressin. Auch meint er, daß cholinergische Wirkstoffe in vermehrtem Maße gebildet werden. Man kann hier wohl kaum mehr von Ausdrucksphänomenen sprechen.

Wir haben freilich an anderer Stelle mehrfach die Auffassung vertreten, daß die bei den heftigen Affekten der Wut und der Furcht zu beobachtenden Steigerungen der Atmung und des Blutkreislaufs im Zusammenhang mit der Spannung der Muskulatur mit dazu beitragen, die emotionelle Erregung zu steigern. Im allgemeinen ist es ja so, daß die Gefühle, die uns zum Handeln antreiben, begleitet sind von Aktivierung der Atmung und des Blutkreislaufs, in Abhängigkeit von der Aktionsbereitschaft des Gesamtorganismus, während Gefühle, die mehr zu einem Zurückweichen von der Umwelt oder zu einer Einkehr in sich selbst Anlaß geben, von einer Entspannung der genannten Funktionen begleitet sind. Die Trauer dagegen führt zu einer Hemmung aller körperlichen Funktionen.

Die unmittelbare Ausdrucksfähigkeit, z. B. von Liebe und Haß, wie sie primitiven Völkern eigen ist, ist uns in hohem Maße verlorengegangen. Sind nicht die Gefühle selbst in unserer zivilisierten Welt viel flacher geworden und haben damit viel von ihrer Ausdrucksfähigkeit eingebüßt? Die nüchterne, sachliche Welt, in der wir leben, ist weit entfernt von jener sentimentalen Epoche, die „Werthers Leiden" oder „die Herzensergießungen eines kunstliebenden Klosterbruders" schuf, jener Zeit, in welcher Ströme von Tränen vergossen wurden, in welcher junge Mädchen bei jedem geringfügigen Anlaß in Ohnmacht fielen und trauernde Bräute sich in Lebensgröße am Grabe ihres verstorbenen Bräutigams malen ließen, um schließlich selbst vor Kummer zu sterben. Es war eine Zeit, in der echte und unechte Gefühle und ihre Äußerungen zu Übertreibungen führten und das Wort „Gemüt" beinahe in Mißkredit geriet, so daß GOETHE sich später äußerte: „Die Deutschen sollten in einem Zeitraum von 30 Jahren das Wort Gemüt nicht aussprechen, dann würde nach und nach Gemüt sich wieder erzeugen." Heute scheint es, als seien wir in das entgegengesetzte Extrem verfallen, und viel Innerlichkeit und geistiges Leben sind scheinbar verlorengegangen und haben einen Horror vacui hinterlassen, der gleichzeitig mit dem dunklen Bewußtsein des Mangels an diesen Gütern und einer daraus resultierenden Unsicherheit zu einer Flucht in somatische Störungen führt, die einen gänzlich inadäquaten Ersatz für die verlorengegangenen Gefühle und deren Ausdruck bedeuten. Diese Störungen machen gelegentlich den Eindruck des Äquivalents eines schlechten Gewissens, welches den leeren Raum ausfüllen soll. Dem leeren Raum aber entspricht auch das leere Gesicht, das oft nur einer professionellen oder konformistischen Maske gleicht.

3. VOM PHYSIOLOGISCHEN MECHANISMUS DER EMOTIONEN

Die Wechselbeziehungen zwischen Hirnstamm und Hirnrinde, speziell Frontalhirn, Thalamus und Hypothalamus, und deren Bedeutung für das psychische Geschehen, insbesondere für den physiologischen Mechanismus der Emotionen, stehen heute im Vordergrund des Interesses der Hirnphysiologen und Kliniker. Vor allem sind es auch die chirurgischen Eingriffe der Leukotomie, der Topektomie usw., welche die Notwendigkeit klarer Vorstellungen über den physiologischen Wirkungsmechanismus dieser Operationen erfordern. So steht heute fest, daß die vorderen Abschnitte des Frontallappens ein Projektionsfeld für die dorsomedialen Abschnitte des Thalamus darstellen. Afferente Fasern gelangen vom Hypothalamus über den Thalamus geschaltet nach diesen corticalen Partien, und efferente Fasern verbinden den Frontalpol mit den genannten Partien des Hirnstammes.

PENFIELD vertritt den Standpunkt, daß die motorischen und sensiblen Zentren der Hirnrinde in ihrer Funktion wesentlich abhängig sind von der Verbindung dieser Bezirke mit korrespondierenden Zellterritorien im Hirnstamm. Ganz besonders ist dieser Forscher auch der Ansicht, daß das Bewußtsein auf der gleichzeitigen Aktivität bestimmter Zentren im Hirnstamm und derjenigen Bezirke der Hirnrinde beruhe, welche in einem gegebenen Moment für eine bestimmte Leistung in Frage kommen.

Klinische und experimentelle Beobachtungen haben allmählich die Bedeutung dieser Wechselbeziehungen zwischen Hirnstamm und Hirnrinde aufgeklärt. Der Psychiater REICHARDT hat schon früh darauf hingewiesen, daß eine funktionelle Zusammengehörigkeit zwischen Hirnstamm und Hirnrinde bestehe, daß außer den vegetativen Funktionen, welche vom Hirnstamm aus reguliert werden, auch psychische Zentralfunktionen, wie der Antrieb und die emotionelle Triebhaftigkeit, von dort aus gesteuert werden. Einen wesentlichen Anstoß für die weitere Erforschung dieses Gebietes ergaben die klinischen

Erfahrungen bei der Encephalitis epidemica. VON ECONOMO kam auf Grund klinischer und anatomischer Beobachtungen zu der Auffassung, daß am Übergang vom Zwischenhirn zum Mittelhirn ein Steuerungsapparat für Wachen und Schlafen zu finden sei, und er betonte den Einfluß des striopallidären Systems für den Antrieb, die Ausdrucksbewegungen und außerdem den Einfluß der Wechselbeziehungen zwischen Thalamus und Hirnrinde für das Gefühlsleben.

In Frankreich waren es CAMUS, ROUSSY und LHERMITTE, die schon früh auf die Bedeutung des Zwischenhirns für das psychische Leben hingewiesen haben. Von grundsätzlicher Bedeutung war dann die Arbeit von HESS über die Wechselbeziehungen zwischen psychischen und vegetativen Funktionen, in welcher der Standpunkt vertreten wurde, daß auch die Großhirnrinde ein Erfolgsorgan von vom Zwischenhirn ausgehenden vegetativen Einflüssen darstelle. Von hier aus nahmen dann die HESSschen, mit seiner besonderen Methodik vorgenommenen experimentellen Forschungen ihren Ursprung. Zunächst brachten sie Feststellungen über die Regulation des Schlaf- und Wachzustandes, dann über die Wirkungen auf den Blutkreislauf und die Atmung. Dabei ergab sich, daß das Zwischenhirn eine Koordinationsstelle vegetativer Funktionen zu Gemeinschaftsleistungen darstellt. Und endlich wurde nachgewiesen, daß das Zwischenhirn zwischen Hirnrinde und Peripherie vermittelt, und zwar nicht nur nach einer Richtung, sondern nach beiden, in dem Sinne, daß Erregungen, welche die Hirnrinde treffen, auch im Sinne von psychischen Erregungsbildern über das Zwischenhirn bis zu den peripheren Organen fortgeleitet werden können. Umgekehrt können auch Erregungen, die von der Peripherie ausgehen, über das Zwischenhirn geschaltet in der Hirnrinde eintreffen und zu psychischen Erlebnissen beitragen.

Beobachtungen von FOERSTER und GAGEL bei operativen Eingriffen im Zwischenhirn gaben Aufschluß über schwere Bewußtseinsstörungen bis zu eigentlichen maniakalischen Syndromen. Über eine ähnliche Beobachtung berichtet auch

Fulton bei einem von Cushing operierten Kranken. Foerster verdanken wir auch Angaben über vegetative Störungen bei Tumoren im Zwischenhirn, die sich bei gleicher Lokalisation je nach der individuellen Konstitution ganz verschiedenartig auswirken.

Brouwer, der über zahlreiche Beobachtungen bei Läsionen des Hypothalamus verfügt, macht darauf aufmerksam, wie variabel die klinischen Störungen sein können und daß ein wesentlicher Unterschied bestehe zwischen den Symptomen, welche durch einen relativ langsam sich entwickelnden Krankheitsprozeß ausgelöst werden und den akuten Störungen, die im Experiment durch Zerstörung oder Reizung von Fasersystemen verursacht werden.

Vom Standpunkt der klinischen Psychologie aus hat Janet den Standpunkt vertreten, daß den Gefühlen eine regulatorische Funktion zukomme. Ihre Bedeutung liege darin, daß sie dazu beitragen, den Energieaufwand für unsere Handlungen mit zu bestimmen. Janet hat im Anschluß an die Beobachtungen von Camus und Lhermitte auf den Hypothalamus verwiesen als das anatomische Substrat, von welchem aus diese Regulationsvorgänge ihren Ursprung nehmen.

Wesentlich für die Entwicklung der Vorstellungen über den physiologischen Mechanismus der Emotionen waren die schwer zu deutenden klinischen Befunde von Head und Holmes bei Kranken mit Läsionen des Thalamus, welche diese Forscher dazu veranlaßten, in diesem Hirnabschnitt ein Zentrum für den Gefühlston der körperlichen Empfindungen zu erkennen. Stechen und Kratzen der Haut oder Druck auf der affizierten Seite wurden als besonders unangenehm empfunden, während Wärmereize, evtl. auch Kitzeln, von einer besonders angenehmen Gefühlsbetonung begleitet waren. Ebenso führten emotionell betonte Gehörseindrücke, z. B. der Gesang eines Chorales, bei einem derartigen Patienten zu einer unerträglichen Empfindung auf der affizierten Körperhälfte, oder ein anderer derartiger Kranker fühlte das Bedürfnis, mit der kranken Hand jemand zu streicheln. Hoff erwähnt einen derartigen Patienten, bei welchem auch optische Eindrücke ähnlich wirkten. So meinte dieser Kranke: „Doktor, bitte gehen Sie auf die andere Seite. Wenn jemand von der linken Seite zu mir spricht, oder wenn ich ihn ansehe, so ist es für mich sehr quälend." HEAD führte diese Erscheinungen auf die Unterbrechung corticofugaler Fasern vom Thalamus zurück und nahm an, daß es sich um ein Enthemmungsphänomen handle.

Die experimentellen Feststellungen beziehen sich erstens auf die Entfernung des Großhirns, bzw. der Großhirnrinde, oder Entfernung von Hirnwindungen, zweitens auf Reizversuche im Zwischenhirn und auf Beobachtungen der elektrischen Potentiale bestimmter Hirnstellen unter besonderen experimentellen Bedingungen. Die Entfernung der Großhirnhemisphären bei Hunden durch GOLTZ und ROTHMANN führte bei diesen Tieren zu Wutanfällen bei geringen Anlässen. ROTHMANN berichtet freilich, daß bei dem von ihm beschriebenen großhirnlosen Hund, der nach der Operation noch drei Jahre lang lebte, mit der Zeit sich wieder höhere Leistungen ausbildeten, welche auch zu einem Nachlassen der Wutreaktion führten. Durch Kratzen auf dem Rücken ließen sich bei diesem Tiere auch offenbar angenehme Sensationen auslösen. Niemals aber zeigte der Hund Äußerungen der Freude, der Furcht oder gar der Anhänglichkeit gegenüber Menschen oder anderen Tieren. Ähnliche Beobachtungen an großhirnlosen Katzen stammen von DUSSER DE BARENNE.

Bei operativer Entfernung nur der Hirnrinde bei Katzen beobachteten CANNON und BRITTON spontan ausgelöste Wutanfälle, die sich ohne äußeren Reiz periodisch wiederholten. Sie waren charakterisiert durch wilde Körperbewegungen, Fauchen und Beißen, Sträuben der Haare, Erweiterung der Pupillen usw. BARD stellte dann durch weitere operative Eingriffe fest, daß diese Reaktionen ihren Ursprung vom caudalen Abschnitt des Hypothalamus nehmen. Bei späteren Experimenten an Katzen und Hunden, welchen die Hirnrinde entfernt wurde, und die während mehreren Monaten am Leben blieben, ließen sich die Wutanfälle meist nur auf bestimmte Reize auslösen, im Gegensatz zu den frisch operierten Tieren, bei welchen auch die Fesselung als Reiz in Frage kam. Ein derartiges am Leben erhaltenes Tier zeigte auch eine Fluchtreaktion auf einen heftigen akustischen Reiz hin, und eine weibliche Katze geriet einmal in einen sexuellen Erregungszustand nach Einführung eines Thermometers in die Vagina und dies, obschon die Ovarien (allerdings nicht total) entfernt worden waren.

Anschließend an die oben erwähnten Beobachtungen von HEAD und die eben gemeldeten experimentellen Erfahrungen kam CANNON dazu, eine zentrale Theorie der Emotionen aufzustellen, die er den peripheren Theorien von LANGE und JAMES gegenüberstellte. Seine Formulierung lautet folgendermaßen: Eine Begebenheit oder Situation in der Umwelt wirkt auf die Sinnesorgane, und deren Erregung gibt Impulse an die Hirnrinde ab. Im Cortex findet die Verarbeitung der Erregungen statt, die dann zu einem bestimmten Verhalten Anlaß gibt. Je nach dem Charakter des corticalen Erregungsbildes gehen Impulse auf den Thalamus über, oder aber die Erregung trifft die dort liegenden Zentren direkt. Von dort aus breitet sie sich nach der Peripherie aus und gibt Anlaß zu den motorischen Ausdruckserscheinungen und den vegetativen Reaktionen. Andere Impulse gehen vom Thalamus zur Hirnrinde und geben dort Anlaß zu dem spezifischen Gefühlscharakter des Erlebnisses einer Emotion. Die Wutanfälle bei dekortizierten Tieren werden als pseudoaffektiver Status, als "sham rage", bezeichnet, weil sie vollkommen direktionslos sind. Es ist selbstverständlich, daß bei Fehlen der Hirnrinde ein adäquates Verhalten auf einen entsprechenden emotionellen Reiz kaum möglich ist, und außerdem wissen wir ja nicht, ob nicht das Tier tatsächlich etwas fühlt.

Die Lehre von CANNON hat Zustimmung und Ablehnung gefunden. Insbesondere ist sie von LASHLEY kritisiert worden, der auch die Deutung, welche HEAD seinen klinischen Befunden gegeben hat, ablehnt. Dieser Autor behauptet, daß in den von jenem Forscher beschriebenen Krankheitsfällen bei Läsionen des Thalamus affektiv betonte Reize zu Ausdruckserscheinungen Anlaß geben, welche zufolge der Hyperästhesie auf der kranken

Seite viel stärker gefühlt werden. Es handle sich also nur um eine abnorme Steigerung bestimmter Körperempfindungen und nicht um eine besondere Gefühlsbetonung. Das was HEAD als eine vom Thalamus abhängige Gefühlsqualität bezeichne, sei in Wirklichkeit nichts anderes als ein Summations- und Irradiationsphänomen von Körperempfindungen, und derartige Empfindungen ließen sich auch bei Läsionen, die mehr peripher liegen, beobachten. Tatsächlich enthalte der Thalamus, bzw. der Hypothalamus, Zentren für den Ausdruck der Gemütsbewegungen. Sie müssen als strikt motorische Zentren betrachtet werden. Diese Formulierung erscheint, wie aus neueren Forschungen hervorgeht, offenbar als zu eng.

Sogenannte "sham rages", d. h. Wutanfälle mit motorischen und vegetativen Symptomen, wie Erweiterung der Pupillen, Steigerung der Atmung, Sträuben der Haare, Hemmungen der Motilität des Magen-Darm-Kanals und auch Harnabgang konnten RANSON und seine Mitarbeiter bei ihren Reizversuchen im Zwischenhirn vermittels des HORSLEY-CLARK-Instrumentes erzeugen. MASSERMAN hat diese Versuche noch weiter ausgebaut, indem er z. B. die elektrische Reizung des Hypothalamus bei mobilen Tieren mit der Dressur zu bedingten Reflexen kombinierte. So wurden in strenger zeitlicher Beziehung zu dem elektrischen Reiz im Hypothalamus Licht- und Schallreize den Versuchstieren appliziert und nach einer bestimmten Dressurzeit für sich allein ohne den elektrischen Reiz angewandt in der Annahme, daß, wenn es sich um echte Wutanfälle handle, das Tier dann auch auf den Bedingungsreiz dieselbe Reaktion zeigen werde. Dies war aber nicht der Fall. Aus diesen und ähnlichen Versuchen kommt der Autor zu dem Schluß, daß das Tier tatsächlich nichts fühle, daß es sich um einen pseudoaffektiven Status handle, der vollständig direktionslos und den äußeren Umständen keineswegs angepaßt sei. Einzig motorische und vegetative Zentren für die Ausdruckserscheinungen der Wut seien im Hypothalamus repräsentiert.

Diese Auffassung ist nun durch die mit seiner besonderen Methodik der Reizung vermittels feinster Elektroden von

Hess ausgeführten Versuche endgültig widerlegt. Wie aus der Darstellung von Hess hervorgeht, wird durch den Reiz im Zwischenhirn eine den peripheren motorischen und vegetativen Reaktionen entsprechende Stimmung induziert. Von einer bestimmten Reizstelle im vorderen Hypothalamus konnte ein Angriffssyndrom ausgelöst werden: „Die Katze fauchte, knurrte, es sträubten sich die Haare, der Schwanz wurde buschig, die Pupillen erweiterten sich, die Ohren wurden zurückgelegt. Bei Fortdauer oder Verstärkung der Reizung kam es zu tätlichen Angriffen. Die Katze richtet sich auf eine in der Nähe stehende Person und springt sie an oder schlägt gut gezielt nach ihr. Sie sucht also einen Gegenpartner, den sie zum Objekt ihres Gefühlsausbruches macht. In diesem Zustand allgemeiner Erregung kommt es nicht selten zu Kotabgang oder zu einer spritzweisen Ausstoßung von Harn." Anderseits zeigte es sich auch bei Reizen, welche die Motorik ruhig stellten, daß eine psychische Entspannung im Sinne einer zutraulichen, beinahe zärtlichen Stimmungslage zu beobachten war. Daraus ergibt sich, daß die Reizung im Hirnstamm keineswegs allein den motorischen und vegetativen Ausdruck primitiver Affekte auszulösen vermag, sondern daß gleichzeitig auch bestimmte Bezirke der Hirnrinde aktiviert werden, so daß „in einem psychischen Kräftefeld eine organisch vorgebildete Gestalt des Handelns zum Spielen gebracht wird". (Hess.) Auch Bailey hat über experimentelle Läsionen an Katzen im Zwischenhirn berichtet, die Anlaß gaben zu kataleptischen Zuständen oder heftigen Bewegungsstürmen oder Erregungszuständen. Dieser Forscher verweist auf die oben erwähnten Gedanken von Janet und meint, vielleicht handle es sich bei den hier im Hirnstamm verletzten Bezirken um das Substrat, in welchem Janet seine „tension" oder »force psychologique« vermutete.

Diese Synergie zwischen Hirnstamm und Hirnrinde ergibt sich auch aus den Studien der elektrischen Potentiale, wie sie im Elektroencephalogramm zum Ausdruck kommen. Zahlreiche Partien verschiedener Hirnabschnitte sowohl des Hirnstamms als auch der Hirnrinde wurden z. B. durch Applikation von Strychnin nach der Methode von DUSSER DE BARENNE gereizt und dabei die elektrischen Potentiale zahlreicher anderer Hirnstellen abgeleitet. Auf diese Weise konnten funktionelle Verbindungen zwischen verschiedenen Hirnabschnitten festgestellt werden, insbesondere zwischen Teilen des Hirnstamms und der Hirnrinde, aber auch von Teilen innerhalb der Hirnrinde selbst. In einer Studie von SAMSON WRIGHT über die Physiologie der Emotionen ist eine Übersicht enthalten, welche sich speziell auch mit diesen auf elektrischem Wege feststellbaren Verbindungen befaßt. Wenn also Hirnrinde und Hirnstamm, als Substrat auch für den Mechanismus der emotionellen Erregungen, als eine Einheit betrachtet werden müssen, so verstehen wir auch, daß unter normalen Lebensbedingungen, welche eine affektive Reaktion hervorrufen, das Zusammenspiel zwischen subcorticaler und corticaler Erregung augenblicklich in Erscheinung tritt. Es ist selbstverständlich, daß der Reiz in seiner Bedeutung erkannt werden muß, um die entsprechende Reaktion zu veranlassen, und dafür sind wohl die intracorticalen Verbindungen das Wesentliche. Von diesem Gesichtspunkt aus sind auch die neueren Versuche über vegetative Reaktionen bei Eingriffen am Stirnhirn von großer Bedeutung. Aus der Feder FULTONs stammt aus neuerer Zeit eine ausführlich dokumentierte und zum großen Teil auch auf Ergebnissen eigener und von seinen Mitarbeitern ausgeführter Experimente beruhende Monographie über die Bedeutung der für den physiologischen Mechanismus der emotionellen Erregungen in Frage kommenden verschiedenen Hirnabschnitte. Er verweist auf die grundlegenden anatomischen Studien von PAPEZ, der die Auffassung vertrat, daß der Hypothalamus, die vorderen Thalamuskerne, der Gyrus cingularis sowie der Hippocampus und die Verbindungsbahnen dieser Hirnteile das Substrat des physiologischen Mechanismus der emotionellen Erregungen darstellt. Diese anatomischen Feststellungen sind nun ergänzt durch verschiedene experimentelle Methoden, wie elektrische Reizung, Applikation von Strychnin und endlich operative Entfernung bestimmter Teile des Frontalhirns. Die Beeinflussung vegetativer Funktionen erfolgt auf Grund von Reizversuchen von der medial orbitalen Gegend des Stirnhirns, von den Gyri orbitalis und cingulati und auch noch von der Spitze des Temporallappens. Aus der Darstellung von FULTON geht hervor, daß die Beeinflussung vegetativer Funktionen von diesen Stellen des Frontalhirns, die auch als "visceral brain" bezeichnet werden (orbito-cingulo-insulo-temporal complex), auch zu Veränderungen des emotionellen Verhaltens der Tiere führt. HESS vertritt den Standpunkt, daß die bei Reizversuchen im Frontalhirn zu beobachtenden vegetativen Effekte im Zusammenhang mit der emotionellen Erregung stehen und nicht etwa als übergeordnete Regulationen vegetativer Funktionen anzusehen sind. Wir erwähnen in diesem Zusammenhang eine Äußerung von HUGHLINGS JACKSON aus den 80er Jahren des letzten Jahrhunderts, die folgendermaßen lautet: "At any rate the evidence of the emotional manifestations shows that the heart among other parts is represented in the highest centers. The highest centers during emotional states have an effect on the heart, sometimes an enormous effect. During emotion — to speak figuratively — the highest centers care nothing about the heart as a menial or industrial organ. Apart from particulars it is evident that during severe emotion menial work, as far as the emotion goes, is interfered with, manifestly the heart then serves very badly as a pump[1]."

Während HUGHLINGS JACKSON die höchsten Zentren in den Frontallappen lokalisierte, spricht PENFIELD heute von einem "centrencephalic system" als den höchsten Zentren, welches die höheren Abschnitte des Hirnstamms, einschließlich Thalamus, umfaßt. Dieses System hat nach dieser Hypothese symmetrische

---

[1] Es besteht ein sicherer Beweis dafür, daß das Herz neben anderen Organen auch in den höchsten Zentren repräsentiert ist. Jene höchsten Zentren wirken während emotioneller Zustände auf die Herztätigkeit, oft in gewaltigem Ausmaß. Während des Zustandes einer Emotion achten jene höchsten Zentren, bildlich gesprochen, in keiner Weise auf das Herz als ein seine eigentliche Funktion verrichtendes Organ. Im Verlaufe einer heftigen Emotion ist die physiologische Funktion des Herzens beeinträchtigt, es dient sehr schlecht als Pumpe.

Verbindungen zu beiden Hemisphären, und seine Leistung besteht in der Integration dieser beiden Großhirnhälften. Von besonderem Interesse sind auch die merkwürdigen Befunde dieses Autors, daß bei elektrischer Reizung des Temporallappens persönliche Erinnerungen reproduziert werden.

Es sei hier noch ein Versuch von FULTON erwähnt: Affen wurden trainiert, verschiedene Gewichte zu unterscheiden, und wenn sie das schwerere Gewicht wählten, so wurden sie belohnt. Der Gyrus post centralis wurde dann operativ entfernt mit dem Resultat, daß die Affen dieses Unterscheidungsvermögen einbüßten. Infolge des Mißerfolgs gerieten sie manchmal in einen Wutzustand, der dann aber durch eine operative Entfernung der Area 24 des Stirnlappens aufgehoben wurde.

Aus experimentellen und klinischen Beobachtungen zieht FULTON auch die Konsequenzen für die Indikationsstellung und für die Methoden der Wahl für die operativen Eingriffe der Lobotomie beim Menschen. Solche Eingriffe wurden ja auch schon bei Patienten mit arteriellem Hochdruck und anderen sog. psychosomatischen Affektionen vorgenommen mit vorübergehenden Erfolgen.

Was hier beschrieben wurde, entspricht der emotionellen Erregung und nicht der Emotion selbst, deren psychischer Aspekt nur vom erlebenden Subjekt aus verstanden werden kann. Was dieser seinem Wesen nach ist, wissen wir nicht. Die Tatsache bleibt bestehen, daß die Emotion nicht nur eine Störung der physiologischen Funktionen bedeutet, sondern auch eine Störung des psychischen Gleichgewichtes, und daß nirgends so wie hier die beiden Aspekte des Lebendigen, d. h. des Körperlichen und des Seelischen, sich unmittelbar berühren.

Es sollen hier noch zwei psychologische Theorien über die Natur der Affekte erwähnt werden. Die erste stammt von JANET: das Wesentliche der Affekterregung besteht nach diesem Autor in einer Unfähigkeit des Individuums, auf eine bestimmte schwierige Situation adäquat zu reagieren. Diese Unfähigkeit zu handeln kann verschiedene Ursachen haben: die

Situation kann zu ungewohnt sein oder allzu unerwartet auftreten, oder aber die Psyche des Individuums selbst, welches die Emotion erlebt, ist durch irgendwelche Umstände in ihrer Widerstandskraft geschwächt. Dann entsteht eine überstarke Erregung, die nicht verarbeitet und auf primitivere Mechanismen übergeleitet wird. So finden wir bei Affektzuständen eine Hemmung der Sprache, Schreien oder vollständiges Verstummen, Versagen der Intelligenz, Suggestibilität, Verwechseln von Einbildung und Wirklichkeit, begleitet von den erwähnten körperlichen Phänomenen. Im Affekt verschwinden die höheren Formen des Gefühls, und das Individuum kehrt zu den primitiven Reaktionen zurück. Insofern sieht JANET in der Emotion eine desorganisierende Funktion. Es ist allerdings zu sagen, daß dieser Autor dabei vorwiegend an pathologische Zustände (Psychasthenie, hysterische Reaktionsweisen) denkt. Eine neuere Theorie, die über JANET hinausgeht, stammt von SARTRE. Dieser Autor meint, in dem Bewußtseinszustand der Emotion seien erleidendes Ich (Subjekt) und die Emotion auslösendes Moment (Objekt) untrennbar verbunden. Die Emotion bestehe in einer bestimmten Art und Weise, die Welt zu erleben. Das Wesen der Emotionen beruhe auf einem spontan erlebten Herabsinken des Bewußtseins auf eine tiefere Stufe. Was das Bewußtsein nicht mehr auf eine rationale Art zu bewältigen vermag, versucht es nun auf eine andere Weise zu fassen, in der Art des Schlafes, des Traumes oder der Hysterie. In der Emotion wird etwas erfaßt, das über sie hinausgeht, eine besondere Welt. Alle Emotionen haben das gemeinsam, daß sie eine besondere Welt erscheinen lassen: eine Welt des Grauens, des Schrecklichen, des Trostlosen oder des Freudigen, und somit enthält die Emotion die Offenbarung (révélation) eines besonderen Aspektes der Welt. Es handelt sich um den plötzlichen Übergang von einer rational erfaßten zu einer magisch erscheinenden Welt. Die Emotion ist also nicht eine zufällige vorübergehende Störung des Organismus und des Geistes, die von außen unser psychisches Leben zu verwirren imstande ist, sondern sie besteht in der Rückkehr des Bewußtseins zur magischen Haltung. Die Emotion ist nicht ein zufälliges Geschehen, sondern ein Modus der Existenz, eine der Arten, in welchen das „In-der-Welt-Sein" erfaßt wird.

Hierzu ist zu bemerken, daß eine Vorstellung, welche den magischen Aspekt der Welt in den Vordergrund stellt, vielleicht zur Deutung von Zuständen der Ekstase oder bestimmter Visionen schaffender Künstler angewandt werden könnte. Das Wesen der Emotionen im allgemeinen kann sie aber wohl kaum erhellen, viel eher handelt es sich um einen Rückfall in das ganz Primitive.

Die vorstehenden Ausführungen sind dem Wunsche entsprungen, der nachfolgenden Betrachtungsweise eine psychophysiologische Basis zu geben. Dabei bin ich mir bewußt, daß dies ein sehr lückenhaftes Unterfangen ist, da wir es immer mit einem Grenzgebiet zu tun haben, in welchem physiologische und philosophische Probleme sich überschneiden. Ich möchte hierzu ein Wort von CLAUDE BERNARD anführen, das folgendermaßen lautet: «La philosophie et la science ne doivent donc point être systématiques: elles doivent être unies sans vouloir se dominer l'une l'autre. Leur séparation ne pourrait être que nuisible au progrès des connaissances humaines. La philosophie tendant sans cesse à s'élever fait remonter la science vers la cause ou vers la source des choses. Elle lui montre qu'en dehors d'elle, il y a des questions qui tourmentent l'humanité et qu'elle n'a pas encore résolues. Cette union solide de la science et de la philosophie est utile aux deux, elle élève l'une et contient l'autre. Mais si le lien qui unit la philosophie à la science vient à se briser, la philosophie, privée de l'appui ou du contre-poids de la science, monte à perte de vue et s'égare dans les nuages, tandis que la science, restée sans direction et sans aspiration élevée, tombe, s'arrête ou vogue à l'aventure.»

B. KLINISCHER TEIL

STELLUNGNAHME ZUR PSYCHOSOMATISCHEN MEDIZIN

Wenn hier im folgenden eine Übersicht über die gegenwärtige psychosomatische Forschungsrichtung gegeben werden soll, so ist zunächst zu erwähnen, daß das Gemeinsame aller dieser Studien darauf beruht, außer der Schilderung der körperlichen Krankheitssymptome des Patienten auch eine Beschreibung seiner Lebensentwicklung oder inneren Lebensgeschichte zur Darstellung zu bringen. Dabei werden insbesondere Konfliktsituationen hervorgehoben, welchen vielfach ätiologische Bedeutung für die Krankheitserscheinungen zugewiesen wird. Wenn man die verschiedenen Arbeiten betrachtet, so fällt zunächst auf, daß keine scharfe Grenze gezogen wird zwischen psychoneurotischen Störungen und als organisch imponierenden Krankheiten. Ferner besteht auf der einen Seite die Tendenz, nur eine bestimmte Gruppe von Affektionen ganz besonders unter die Kategorie der psychosomatischen Störungen zusammenzufassen, während andere Autoren noch viel weiter gehen und beinahe alle Krankheiten des Menschen mit seiner lebensgeschichtlichen Entwicklung in Zusammenhang bringen. Diese letztere Neigung zeichnet sich vor allem in einer bestimmten Richtung des deutschen Schrifttums ab, während in der angelsächsischen Literatur vielfach das Bestreben zu erkennen ist, spezifische Konfliktsituationen mit spezifischen körperlichen Störungen in Zusammenhang zu bringen, ja selbst die letzteren einem besonderen psychologischen Typus zuzuordnen. Von anderer Seite wird die Bedeutung von „Stress-Situationen", d. h., der Einfluß aller möglichen, den Menschen schädigenden, aufrührenden, bedrückenden oder bedrohenden Gewalten betont, wozu auch umwälzende Veränderungen der allgemeinen Lebensbedingungen gehören, nicht nur die Kriegsverhältnisse, das Flüchtlingselend, sondern auch Arbeitslosigkeit, finanzielle Krisen usw.

Auffallend wenig Aufmerksamkeit wird den somatopsychischen Wirkungen geschenkt. Ich erinnere dabei an die schon in einer früheren Arbeit erwähnten Untersuchungen von HEAD über die Beobachtung psychischer Störungen im Sinne von Halluzinationen des Gesichtes, des Gehörs oder Geruchs, oder im Sinne von Verstimmungen von schwer körperlich Kranken, welche jener Forscher in Zusammenhang brachte mit der segmentalen Ausbreitung visceraler Schmerzen und die wir heute wohl eher dem BONHOEFFERschen Reaktionstypus zuschreiben würden. Neuerdings hat M. BLEULER in seinem eben erschienenen Werke über die endokrinologische Psychiatrie außerordentlich wertvolle Erkenntnisse vermittelt über die psychischen Störungen bei Patienten mit den verschiedensten endokrinen Erkrankungen. Nicht nur hat dieser Forscher die Psychopathologie der in Frage kommenden Affektionen im einzelnen genau untersucht, sondern auch das Problem des Zusammenhanges der krankhaften Erscheinungen mit dem emotionellen Leben der Patienten eingehend diskutiert. Nicht nur werden die Folgeerscheinungen schwerer hormonaler Störungen, die sich als unmittelbare Wirkungen der gestörten endokrinen Funktion oder damit im Zusammenhang stehender Stoffwechselstörungen auf die Psyche äußern, klar umschrieben, sondern auch die lebensgeschichtliche Entwicklung der Kranken mit ihren individuellen Konfliktsituationen wird an Hand eines großen Materials, welches von BLEULER und seinen Mitarbeitern erforscht wurde, zur Darstellung gebracht. Interessanterweise zeigt es sich, daß psychische Störungen bei endokrinen Leiden oft der Manifestation der körperlichen Erkrankung vorangehen. Über den Zusammenhang des emotionellen Lebens mit den hormonalen Störungen äußert sich BLEULER folgendermaßen: „Wie genau man immer im Verlaufe einer Psychotherapie eine Psychogenese einer endokrinen Krankheit zu verfolgen meint, nie klärt eine solche Arbeit die scheinbar einfache Frage: welches ist die Ursache, und welches ist die Wirkung? Immer kann man eine scheinbar in sich geschlossene Lebensentwicklung sehen, die in einer emotionellen Konfliktsituation gipfelt, worauf im Zusammenhang mit dem dramatisch übersteigerten emotionellen Geschehen die endokrinen Stürme in Bewegung kommen. Immer ist es aber auch willkürlichem Ermessen anheimgestellt, umgekehrt zu schließen: Weil die endokrinen Gleichgewichtsstörungen das geregelte emotionelle Leben stören, bekommen die inneren Konflikte, die der Kranke früher beherrscht hat, Gewalt über ihn. Es gilt diese Unsicherheit selbst für einzelne endokrine Krankheiten, von denen man wähnt sicher zu wissen, daß sie somatischer Natur oder psychischer Genese seien. Wenn man es immer und immer wieder erlebt, wie willkürlich es ist, bei einem gemeinsamen endokrinen und emotionellen Geschehen Ursache und Wirkung auseinanderzuhalten, so ist die Frage, von der ich ausging, nicht zu verscheuchen: *„Stehen denn Emotionen und endokrine Vorgänge nur in ursächlicher Wechselwirkung? Liegt nicht die tiefere Ursache in einem einheitlichen Vorgang, dem Leben selbst, das sich endokrin und emotionell äußert?"* Dürfte dieser Satz nicht für die meisten der heute so allgemein als psychosomatische Erkrankungen bezeichneten Affektionen überhaupt gelten?

1. KURZER ÜBERBLICK ÜBER DIE ANGELSÄCHSISCHE FORSCHUNGSRICHTUNG

Unter den angelsächsischen Forschern sei zunächst HALLIDAY genannt als Vertreter einer Betrachtungsweise, welche den Begriff der psychosomatischen Affektionen noch nicht allzu weit zieht. Er gibt folgende Liste der als psychosomatisch in Frage kommenden Störungen:

1. *Magen-Darm-Kanal.*
    Bestimmt: Duodenalgeschwür, Visceroptosis, Colitis mucosa[1], Fälle von Konstipation.

---
[1] Auffallend, daß die Colitis ulcerosa nicht erwähnt wird.

Möglicherweise: Magengeschwür, Gallenblasenerkrankungen, Hämorrhoiden.

2. *Kreislauforgane.*
   Bestimmt: Essentielle Hypertonie, "Effort syndrom", neurozirkulatorische Asthenie.
   Möglicherweise: Coronarthrombose, Angina pectoris.

3. *Atmungsorgane.*
   Bestimmt: Asthma bronchiale.
   Möglicherweise: Heuschnupfen, allergische Rhinitis, Fälle von rezidivierender Sinusitis, rezidivierender Bronchitis und Tonsillitis.

4. *Urogenitalsystem.*
   Bestimmt: Enuresis, Vaginismus, Fälle von Menstruationsstörungen und Leukorrhoe.
   Möglicherweise: Fälle von eitriger Infektion der Harnwege, von Fibroma uteri, Prostatahypertrophie, Blutungen aus der Blase.

5. *Endokrines System.*
   Bestimmt: Basedow, Hyperthyreose.
   Möglicherweise: Fälle von Glykosurie, Diabetes, Tetanie, Fettsucht, Myxödem.

6. *Skeletmuskulatur.*
   Bestimmt: Viele Fälle von Rheumatismus, Ischias, Lumbago, Skoliose, Lordose, Kyphose.
   Möglicherweise: Rheumatoide Arthritis, und nichttraumatische Fälle von Osteoarthritis.

7. *Nervensystem.*
   Bestimmt: Migräne, Chorea, gewisse Fälle von Epilepsie.
   Möglicherweise: Paralysis agitans.

8. *Blut.*
   Möglicherweise: Idiopathische hypochrome Anämie.

9. *Haut.*
   Bestimmt: Fälle von Prurigo, Ekzeme, Pruritus, Psoriasis, Urticaria.

10. *Augen.*
    Bestimmt: Fälle von chronischer Conjunctivitis, Blepharitis, Nystagmus.
    Möglicherweise: Fälle von kindlichem Schielen.

Was diese hier als psychosomatische Erkrankungen bezeichneten Affektionen charakterisiert, ist nach HALLIDAY **folgendes:**

1. Auslösung durch ein emotionelles Trauma—in vielen Fällen—oder durch eine länger dauernde Stress-Situation; 2. ein besonderer Persönlichkeitstypus; 3. ungleiche Verteilung der verschiedenen Affektionen auf die verschiedenen Geschlechter; 4. Tendenz zu wechselnder Anfälligkeit, bald für die eine, bald für eine andere der genannten Affektionen; 5. die Familienanamnese zeigt das Vorkommen derselben oder ähnlicher Störungen bei nahen Verwandten; 6. es besteht ein phasenartiger Verlauf dieser Krankheitserscheinungen.

Was die verschiedenen Persönlichkeitstypen angeht, so charakterisiert sie HALLIDAY folgendermaßen: Bei den Zwölffingerdarmgeschwüren handle es sich um Patienten mit an der Oberfläche überbetonter Aktivität und Unruhe ("I am never at rest unless I am restless") und Streben nach Unabhängigkeit. Ein ähnliches Wesen zeige der Hypertoniker, der Migränepatient und der Hyperthyreotiker. Für die Kranken mit rheumatoider Arthritis erwähnt HALLIDAY als charakteristisch folgende Wesenszüge: emotionell zurückhaltend, übergewissenhaft, Tendenz, sich aufzuopfern. Bei dem Asthmatiker findet er bei einer überdurchschnittlichen Intelligenz eine Selbstunsicherheit mit Verlangen nach Schutz und Liebe.

Was zunächst den Inhalt dieser Liste anbelangt, so ist zu sagen, daß im allgemeinen Übereinstimmung darüber besteht, daß Affektionen wie Ulcus, essentielle Hypertonie, Asthma, Enuresis, Fettsucht und bestimmte Hautaffektionen unter diesem Gesichtspunkt betrachtet werden. HALLIDAY erwähnt die Magersucht nicht, die unzweifelhaft auch hierher gehört. Fraglich bleiben meiner Ansicht nach gewisse rheumatische Affektionen und manche unter den vom Autor selbst mit einem Fragezeichen versehenen Krankheitszustände. Was die Fälle von Coronarthrombose angeht, so kann doch wohl höchstens die Auslösung der akuten Katastrophe auf einem psychischen Trauma beruhen. Die Krankheit selbst dagegen scheint mir viel mehr mit der körperlichen Konstitution und der Lebensweise, bzw. auch mit dem persönlichen Lebenstempo zusammenzuhängen. Der schwere, langdauernde Anfall von Angina pecotris, der ja meistens einem Herzinfarkt entspricht, ist etwas anderes als die kurzdauernden Schmerzanfälle, die bei körperlicher Anstrengung, Kältewirkungen oder bei seelischer Aufregung zu beobachten sind. Gerade bei den letztgenannten Zuständen spielt die Empfindlichkeit des Nervensystems eine wesentliche Rolle, sei es, daß sie durch Ermüdung, Gehetztsein, oder aber durch seelischen Druck oder Ängstlichkeit herbeigeführt werde. In diesen Fällen ist Beruhigung neben der körperlichen Entspannung notwendig. Gelegentlich treten aber solche Anfälle auch auf als Begleiterscheinungen anderer Krankheiten wie Anämie, Gallenleiden, Diabetes usw., und sie verschwinden mit der Behandlung des Grundleidens.

Von Interesse ist auch eine weitere Arbeit von HALLIDAY über den Einfluß veränderter sozialer und kultureller Lebensbedingungen und -krisen für die Zunahme der psychosomatischen Affektionen. Der Autor holt sehr weit aus. Er erwähnt zunächst die primitiven und unhygienischen Zustände, die in der zweiten Hälfte des letzten Jahrhunderts in Großbritannien herrschten und stellt die Frage, wie sich die seelische Entwicklung der Kinder unter diesen Einflüssen gestaltete. Dann spricht er von dem Einfluß der Veränderungen, welche um die Jahrhundertwende auf diesem Gebiet erzielt wurden und kommt dabei zum Schluß, daß zwar die Kindersterblichkeit in hohem Maße zurückging, daß aber unter den früheren patriarchalischen primitiven Verhältnissen das affektive Leben der Kinder sich ungehemmter entwickeln konnte. Die späteren fürsorglichen und mehr standardisierten Erziehungsmethoden bewirkten eine gewisse Einbuße an psychischer Selbständigkeit und Unabhängigkeit. Bei den Erwachsenen fand mit der Abwanderung nach den Städten eine zunehmende Entwurzelung von dem angestammten Boden statt. An die Stelle eines Handwerks, welches gewisse schöpferische Qualitäten entwickelte und Befriedigung bei Vollendung eines Gegenstandes hervorrief, trat der monotone Mechanismus der Maschinenarbeit, welche nur Teile eines nicht selbst geschaffenen Ganzen zutage förderte. Dazu kamen die Vermassung mit den Ideen des Klassenkampfes, Perioden von Arbeitslosigkeit, Fehlen eines Lebenszieles, Verlust der ursprünglich sehr starken religiösen Bindungen, das Streben nach Sicherung für den Augenblick und eine allgemeine Tendenz, „die Dinge laufen zu lassen". HALLIDAY erwähnt zwar die Bedeutung der Kriegs- und Nachkriegsbedingungen nicht besonders, aber wie wir alle wissen, sind ja die erwähnten Momente in allen vom Kriege betroffenen Ländern durch die Kriegsmisere verschärft worden.

H. WOLFF äußert sich ähnlich wie HALLIDAY über den Einfluß sozialer und kultureller Umwälzungen auf den Gesundheitszustand und die besondere Anfälligkeit für psychosomatische Affektionen. Er erwähnt unter anderem eine gruppenmedizinische Untersuchung von 2000 Telephonistinnen von New York über die Arbeitsabsenzen infolge von Krankheit. Dabei ergaben sich folgende Resultate: Es waren nur 25% dieser Angestellten, welche 75% aller Arbeitsabsenzen ausmachten. Dabei handelte es sich stets um einen gewissen Typus. Vorwiegend waren es die komplizierteren Persönlichkeiten, die zwar strebsam waren aber unbefriedigt in ihrem Beruf, weil sie höher hinaus wollten. Es waren ehrgeizige junge Mädchen und Frauen, die höhere Ansprüche ans Leben stellten, welche ihnen aus Mittellosigkeit versagt waren. Oder aber es handelte sich um Personen mit unglücklichen Liebes- oder Eheverhältnissen oder unbefriedigter Sexualität. Die Krankheiten, um derentwillen die Absenzen erfolgten, entsprachen im allgemeinen der Liste der von HALLIDAY als psychosomatisch bezeichneten Affektionen. Diejenigen Angestellten, welche keine Krankheitsabsenzen zeigten, waren zumeist einfache, genügsame Naturen, die keine weiteren Ansprüche ans Leben stellten, sondern mit ihrem Los selbstverständlich zufrieden waren. Diese Beobachtungen deuten auch darauf hin, daß das Versinken in eine tiefere soziale Schicht und die Unmöglichkeit zur Ausführung eines befriedigenden Berufes zu den schwersten psychischen Belastungen gehören. WOLFF sowohl wie HALLIDAY erwähnen übrigens, daß während das Ulcus früher vorwiegend eine Krankheit des weiblichen Geschlechtes dargestellt habe, es heute vorwiegend die Männer sind, welche an diesem Leiden erkranken. WOLFF führt dies auf die gehobenere soziale Stellung der berufstätigen Frau zurück, welche jetzt oft den Mann ins Hintertreffen bringe. Interessanterweise führt GLATZEL in Deutschland diese auch dort zu beobachtende Verschiebung der Geschlechter für die Anfälligkeit dieser Krankheit auf andere Gründe zurück, indem er u. a. sagt: „Das präpylorische Ulcus sei der Weggenosse des Mannes in den Mannesjahren des Vorwärtsstrebens, des Aufbaues der Familie und der wirtschaftlichen Existenz." So wird also diese Umwandlung der Anfälligkeit für die Ulcuskrankheit vom weiblichen zum männlichen Geschlecht in den Vereinigten Staaten auf andere Gründe zurückgeführt als in Deutschland. Während angeblich in den USA der Mann von der Frau überflügelt wird und dabei ihren affektiven Halt einbüßt, so wird von GLATZEL der Standpunkt vertreten, es sei der heftige Kampf ums Dasein, der den Mann in erster Linie gefährde. Das sind interessante Feststellungen, die darauf hindeuten, daß die psychische Spannung — auch wenn sie auf verschiedenen Ursachen beruht — in der Entstehung dieses Leidens eine wichtige Rolle spielt.

In den Vereinigten Staaten hat sich im letzten Jahrzehnt und noch etwas weiter zurück eine gewaltige Literatur über dieses Gebiet der psychosomatischen Medizin angesammelt. Von dort rührt auch die Tendenz her, diese Betrachtungsweise, obschon sie schon im griechischen Altertum bekannt war, als etwas Neues aufzufassen. Es soll dabei nicht unerwähnt bleiben, daß einer der Schöpfer der amerikanischen Medizin, WILLIAM OSLER, der einen ganz hervorragenden Typus jener großen Ärzte verkörperte, welche zufolge ihrer humanistischen Bildung und Gesinnung auch, ohne dies besonders zu betonen, in ihren Kranken immer den ganzen Menschen mit seinen Widersprüchen behandelten. Im Geiste dieser Tradition verstehen wir auch das so anziehend geschriebene Buch von ALVAREZ, das sich mit den Störungen des Verdauungstraktes und ihrem psychologischen Aspekt beschäftigt.

Die moderne Entwicklung dieses als neu empfundenen Zweiges der Medizin geht vorwiegend auf den Einfluß der FREUDschen Lehre zurück. Wir können uns hier nur auf eine kurze Stellungnahme zu den sehr umfangreichen Studien und Erfahrungen wie sie in den Werken von WEISS und ENGLISH, FLANDERS DUNBAR, ALEXANDER, GRINKER und ROBBINS und H. WOLFF enthalten sind, beschränken.

Während das Buch von WEISS und ENGLISH in vorbildlicher Weise von einer großen Zahl von eingehend medizinisch abgeklärten und in ihrer Lebensentwicklung mit den entsprechenden Konfliktsituationen beurteilten und psychotherapeutisch beeinflußten Funktionsstörungen eine einfache Darstellung gibt, die in ihren Schlußfolgerungen hinsichtlich des Zusammenhangs emotioneller Konflikte mit dem Krankheitsgeschehen sehr vorsichtig ist, enthält das Werk von FLANDERS DUNBAR den Versuch, für besondere Krankheiten besondere Persönlichkeitstypen, „psychologische Profile", herauszuarbeiten. Es handelt sich dabei um einen Bericht über 1600 Krankheitsfälle, wobei auch ein besonderes Kapitel sich mit der psychischen Ätiologie und einem Persönlichkeitstypus von Unfallkranken, bzw. Knochenfrakturen, beschäftigt. Man ist überwältigt von der Fülle des hier z. T. statistisch verarbeiteten Krankengutes, welches Längs- und Querschnitte durch die gesamte somatische und psychische Lebensentwicklung der Probanden umfaßt. So z. B. wird der zu Unfällen geneigte Typus folgendermaßen charakterisiert: impulsiver Augenblicksmensch, gleichgültig, gutmütig, gegen Autorität eingestellt. Was mir hier fehlt, ist die Tatsache, daß z. B. auch depressive Naturen, die in völliger Geistesabwesenheit die Straße überqueren, gelegentlich dabei den Tod finden. Man denke an den in dem berühmten Roman von MAUPASSANT «Fort comme la mort» erfolgenden Tod infolge Überfahrenwerdens durch einen Omnibus des in Verzweiflung dahinwandernden Künstlers. Dies dürfte nur ein Beispiel unter vielen von auch im wirklichen Leben stattfindenden Geschehnissen sein. Ebenso wie schwerer Kummer dürfte auch die Abgeschlossenheit durch einseitig geistige

Konzentration zu Unfällen führen. Bei den Hypertonikern meint die Autorin folgende charakteristische Züge zu finden: gespannt, ängstlich, oft ehrgeizig, manchmal mit besonderer Neigung zu zwanghaftem Verhalten, ambivalent, in den Gefühlsäußerungen explosiv. Patienten mit coronarer Erkrankung zeigen folgendes psychologisches Profil: extravertiert, aktiv, unermüdliche Arbeiter, äußerlich ruhig, selbstbewußt, distinguiertes Aussehen. Und endlich bei rheumatischen Herzkranken: sanftes, ängstliches Wesen, infantile Züge. Diese letztere Charakterisierung von Patienten mit rheumatischen Herzklappenfehlern mag in vielen Fällen stimmen. Ich erinnere mich an eine derartige Kranke von über 40 Jahren mit schwerem Herzklappenfehler, welche stets in ihrem Bett eine Puppe mit sich führte und sich weder tags noch nachts von ihr trennen ließ. Ferner ist mir gerade bei Kindern mit rheumatischen Herzaffektionen oft jenes ängstliche, feine, äußerst sensible Wesen begegnet. In diesen Fällen handelt es sich aber meiner Ansicht nach wohl eher darum, daß die frühzeitige Erkrankung die Persönlichkeit sensibilisiert. Bei den Patienten mit Coronarerkrankung finden sich nach eigener Erfahrung keine besonders charakteristischen Züge, abgesehen davon, daß es sich in der Regel um äußerst aktive Naturen handelt.

GRINKER und ROBBINS meinen, daß die verschiedenen Komponenten des seelischen Verhaltens, die von FLANDERS DUNBAR zu der Synthese eines „psychologischen Profils" verarbeitet wurden, zu variabel und unsicher seien, um einer Spezifität zwischen Krankheitsform und Persönlichkeit zu entsprechen. Alles in allem ist die gewaltige Arbeit der Autorin zu bewundern, die ja unzweifelhaft in hohem Maße dazu beigetragen hat, in den Vereinigten Staaten das Interesse für die körperlich-seelischen Zusammenhänge zu wecken, aber gerade die Fülle der hier verarbeiteten Fälle bringt die Gefahr mit sich, die Problemstellung allzusehr zu vereinfachen. Für uns gilt der alte Satz: Quot homines tot sententiae; was hier heißen soll: so viele Menschen, so viele Arten des Denkens und Fühlens.

Einer anderen Linie folgen die äußerst bestechenden und blendenden Ausführungen ALEXANDERs, der über eine große Erfahrung psychoanalytisch behandelter psychosomatischer Erkrankungen verfügt. Dieser Autor definiert den Begriff der Konversionsneurose als symbolischen Ausdruck eines affektbeladenen psychischen Inhaltes, der sich in Störungen der Motorik und der Sinnesfunktionen Geltung verschaffe. Die Symptome von seiten der vegetativen Organe bei psychischen Störungen werden als Begleiterscheinungen bei periodisch wiederkehrenden oder chronischen affektiven Spannungen ohne symbolische Bedeutung aufgefaßt. Auch unbewußte seelische Vorgänge, welche durch Psychoanalyse zu ergründen sind, spielen hier eine bedeutende Rolle. Es werden verschiedene Verhaltungsweisen bei emotionellen Störungen beschrieben. Die einen entsprechen einer aggressiven Haltung, unterliegen aber Hemmungen, die nun zu einer Dauerspannung im vegetativen System führen, insbesondere zu einem Überwiegen der Sympathicus-Innervation. Dabei ergeben sich Kreislaufstörungen wie Erhöhung des Blutdrucks, Rhythmusstörungen des Herzens, Erhöhung des Blutzuckergehaltes usw. (im Sinne von CANNONs „Notfallfunktionen", wir würden sagen: Mobilisierung der ergotropen Funktionen). Andere Verhaltungsweisen bei emotionellen Störungen sind durch Entschlußunfähigkeit bei starkem Abhängigkeits- und Schutzbedürfnis charakterisiert, zeigen vorwiegend Symptome parasympathischer Innervation und geben Anlaß zu Hyperämie, Hypersekretion des Magens bis zum Ulcus, zu bronchialem Asthma, Colitis usw. Ausgehend von der Vorstellung, daß jede Emotion ihr eigenes physiologisches Korrelat besitze, geht nun der Autor so weit, jeder psychosomatischen Affektion eine spezifische emotionelle Konfliktsituation zuzuordnen; z. B. für die Entstehung des Ulcus die Hemmung eines Abhängigkeits- und Schutzverlangens, wobei aber der Kranke oft ein besonders selbstsicheres, unabhängigseinwollendes Wesen zur Schau trage. Es kommt aber auch vor, daß das Verlangen nach Schutz und Pflege sich ganz unmittelbar äußert. Bronchiales

Asthma wird als unterdrücktes Weinen, unterdrücktes Abhängigkeitsverlangen, Sehnsucht nach dem mütterlichen Schutz gedeutet. Bei der Hypertension wird gehemmte Aggressivität und auch Ängstlichkeit gefunden. Diese Auffassungen haben großen Widerhall gefunden, sind aber z. B. von GRINKER und ROBBINS abgelehnt worden. Auch wir halten es keineswegs für bewiesen, daß jede Emotion ihr spezifisches vegetatives Korrelat besitze. Auch die von SELYE angeführten, so zahlreichen Formen von unspezifischen Reizen, zu welchen auch die Affekte gehören, die das von ihm so genannte Adaptationssyndrom auslösen, das durch eine große Zahl von körperlichen Störungen charakterisiert ist, sprechen gegen eine solche schematisierende Auffassung. Wir führen hier noch ein Wort von M. BLEULER an, das folgendermaßen lautet: „Diese sog. spezifischen Konflikte sind in Tat und Wahrheit allgemein menschliche Konflikte, wie sie auch bei Neurotischen, Psychotischen und Gesunden immer wieder vorkommen... Auch darf man die alte Regel nicht vergessen, daß die Möglichkeit, eine Entwicklung psychologisch zu verstehen, noch lange keinen Beweis für ihre psychologische Genese bedeutet."

ALEXANDER definiert die Persönlichkeit als Ausdruck der Einheit des Organismus, wobei er sich auf den Standpunkt der monistischen Identitätslehre stellt, indem er betont, daß physiologische Hirnprozesse in den höchsten Zentren, in welchen sich die subjektiven Erlebnisse der Persönlichkeit abspielen, nur verschiedene Aspekte eines und desselben Vorgangs seien. Damit werden die psychischen Erlebnisse zu Epiphänomenen physiologischer Vorgänge. Die psychosomatische Forschung, meint ALEXANDER, hat es mit Prozessen zu tun, von welchen einzelne Glieder der Kausalkette auf Grund unserer heutigen Kenntnisse mit psychologischen Methoden untersucht werden müssen, solange unser Wissen über das Wesen der Emotionen als Hirnvorgänge noch nicht genügend fortgeschritten ist. Diese Auffassung führt naturgemäß zu einer mechanistischen Betrachtungsweise auch des psychischen Lebens.

Die schon erwähnten Autoren GRINKER und ROBBINS, die mit zahlreichen Krankengeschichten ihre etwas komplizierten theoretischen Ausführungen illustrieren, betonen die Mannigfaltigkeit der Genese der psychosomatischen Störungen wie vererbte Anlage, Art des Zusammenspiels der verschiedenen Funktionen, ferner Einflüsse aus der physischen und psychischen Umwelt der Patienten. Sie sprechen von einem „psychosomatischen Feld": Das kleine Kind reagiert auf jeden unbekannten Reiz als undifferenziertes Ganzes mit Schreien, gerötetem Gesicht, Speichelfluß, Stuhlentleerung und einem unkoordinierten Bewegungssturm. Unter bestimmten Bedingungen, z. B. bei Kriegsneurosen oder zufolge von Katastrophen, können sich auch bei Erwachsenen solche globalen Reaktionen einstellen. Allmählich bilden sich aus diesen undifferenzierten Reaktionsweisen spezielle Formen des Verhaltens heraus, wobei aber alle Funktionen in Zusammenhang und Wechselwirkung stehen. Von großer Bedeutung sei die Zeit der Entwicklung vom Zustand der undifferenzierten Reaktionsweise bis zur Differenzierung. So stellen die Verfasser die Hypothese auf, die Aktivität der vegetativen Organe sei einem Lernprozeß und einer Erfahrung unterworfen. Diese Erfahrungen bilden sich in der frühesten Kindheit aus, wobei die Beziehung zwischen Mutter und Kind von ausschlaggebender Bedeutung sei. Werde aber die Entwicklung irgendwie gehemmt, sei es durch frühe Erkrankungen oder durch verfrühte erzieherische Maßnahmen, so reagiere das Kind nicht mehr in normaler Weise auf bedrohliche Situationen, sondern bevorzuge besondere „Muster" von vegetativen Reaktionen, und daraus können sich dann früher oder später psychosomatische Störungen entwickeln.

Es bestehe aber kein Beweis dafür, daß das vegetative Nervensystem oder ein bestimmtes Organ eine besondere Idee symbolisch ausdrücken könne. Wohl könne ein Gefühl den Organismus in Aufruhr bringen durch Störung des Gleichgewichtes seiner Organisation, und es könnten dabei viele Dysfunktionen entstehen, aber die Lokalisation dieser Affektionen und die Art und Weise, in welcher ein Organ auf die Störung anspreche, lasse sich nicht aus einer Sinngebung deuten. Auch sind die Autoren der Auffassung, daß die psychischen Reaktionen bei derartigen Patienten nie auf bestimmte Strukturen beschränkt seien, sondern daß die Störung einer Funktion gelegentlich derjenigen einer anderen weiche. Es wird auf die Bedeutung der verminderten Widerstandskraft durch Mangel an Lebenswillen für den Verlauf von Krankheiten hingewiesen. Ferner wird über Beobachtungen berichtet an Patienten, bei welchen eine psychische Störung zunächst den Verdacht auf ein Carcinom hinlenkte, das damals noch nicht zu erkennen war, später aber doch diagnostiziert wurde. Die beiden Forscher behaupten auch, das Wachstum von Tumoren und deren weitere Ausbreitung im Organismus könne durch psychische Momente beeinflußt werden. Dies wird sich schwer beweisen lassen. Was aber an der Darstellung dieser Autoren sympathisch berührt ist, daß sie jeden Schematismus vermeidet und der Multiplizität der Krankheitsursachen in den individuellen Fällen gerecht zu werden versucht.

Bemerkenswert sind auch die experimentellen Untersuchungen von H. WOLFF und seinen Mitarbeitern, die in einer kürzlich erschienenen Monographie ihren Niederschlag gefunden haben. Der Autor geht von dem Begriff „Stress" aus, der ja, wie schon erwähnt, alle möglichen Arten von Schädigungen und Bedrohungen der Integrität des Organismus umfaßt. WOLFF nennt nun freilich zunächst ganz elementare Krisensituationen, indem er feststellt, daß der Mensch vielfach in bedrohliche Lagen gerate, die sich auf seine Ernährung, seinen Stoffwechsel oder seine Fortpflanzung beziehen und daß er, um diesen Gefahren zu begegnen, über bestimmte Anpassungs- und Schutzmechanismen verfüge. Während ursprünglich diese Anpassungs- und Schutzmechanismen adäquate Reaktionen gegenüber bestimmten psychischen Schädigungen bedeuteten, so erscheinen sie nun auch bei allen Geschehnissen, welche von einer existentiellen fundamentalen Bedeutung für das Individuum sind, etwa bei Bedrohungen seines Lebens, seines

Besitzes, seiner Ehre, in allen möglichen Konfliktsituationen, manchmal auch bei der Erinnerung an vergangene seelische Traumata oder bei momentanem Aufflackern dysharmonischer Gefühle. Einzelne Reaktionen dieser Art entsprechen einer umfassenden Mobilisierung aller derjenigen körperlichen Mechanismen, welche zu einer erhöhten Energieentfaltung beitragen (ergotrope Funktionsweise). Andere wiederum, welche mehr den aufbauenden Prozessen dienen, sind lokal begrenzt. Von besonderem Interesse ist nun die Auffassung von WOLFF, daß die Affekte, welche durch die bedrohliche Situation ausgelöst werden, nicht die Ursache der körperlichen Veränderung bilden. Beides erfolge gleichzeitig und gehöre zusammen, aber das Wie bleibe offen. Da die Zahl der verschiedenen Reaktionen von seiten der körperlichen Funktionen relativ beschränkt sei, so handle es sich nicht um spezifische Reaktionen, sondern eine und dieselbe Erschütterung könne sich in verschiedenen Funktionskreisen auswirken. Ferner komme es auf die besondere Bedeutung an, welche das eine oder andere psychische Trauma für die eine oder andere Person zeige. Diese Bedeutung hängt nach Ansicht des Autors von vielen Faktoren ab: von der angeborenen Veranlagung, von den individuellen Neigungen und Bedürfnissen, von der Erinnerung an ähnliche Situationen, welche von gleichartigen körperlichen Störungen begleitet waren und endlich von der gesamten Lebensgeschichte der Person. Unbewußte psychische Konflikte werden in dieser Untersuchung nicht als wesentlicher betrachtet als die bewußten Stress-Situationen.

Es werden nun die verschiedensten körperlichen Funktionen unter genauen experimentellen Bedingungen beobachtet und kurvenmäßig registriert. Bei Versuchspersonen, die z. T. schon seit langer Zeit erkrankt sind, und deren konstitutionelle Eigenart berücksichtigt wird in dem Sinne, ob sie zu Magenstörungen, Migräne, Hypertension, Durchfall, Obstipation usw. neigen, deren innere Lebensgeschichte ebenfalls genau erforscht worden ist, werden während kürzerer oder längerer Perioden emotionell bedeutungsvolle Reize angewandt bei gleichzeitiger Beobachtung ihrer körperlichen Reaktionen. Bei den dem Experimentator schon länger bekannten Kranken werden insbesondere solche Momente als emotionell bedeutungsvoll angeführt, welche sich aus den momentanen Lebensumständen des Patienten ergeben. Die Ergebnisse, die ja z. T. schon in anderen Publikationen des Autors und seiner Mitarbeiter veröffentlicht worden sind, beziehen sich z. B. auf die Beobachtung der Magenschleimhaut von Patienten mit Magenfisteln infolge von Oesophagusverätzung oder der Darmschleimhaut von Patienten mit Colonfisteln, wobei es unter der Einwirkung emotioneller Momente zu Hyperämie, Hypersekretion und Hypermotilität des Magens oder Darms kommt, bis zur Bildung von Erosionen der Schleimhaut oder Hypotonie mit Blässe bei Furcht und Depressionen. Bei anderen Versuchspersonen kam es unter ähnlichen Umständen zu einer Erweiterung der temporalen Arterien oder einer Schwellung der Nasenschleimhaut mit Rhinitis vasomotorica oder zu Wirkungen auf die Skeletmuskulatur im Sinne einer Versteifung, oder zu Hautausschlägen.

Zusammenfassend meint der Autor, daß bei Bedrohungen dem Menschen verschiedene Schutzmechanismen zur Verfügung stehen, unter welchen einzelne eine größere Wirksamkeit haben als andere. Zufolge seiner individuellen Entwicklung habe jeder Mensch mehr oder weniger bestimmte Vorstellungen, wie er sich in einer gegebenen Situation zu benehmen habe. Aber die Reaktion auf Gefahren entsprechen oft nicht dieser Konzeption. Die Bedrohung und der Konflikt werden nicht richtig erkannt, oder sie bleiben bestehen, und dabei werden inadäquate Schutzreaktionen ausgelöst. So könne es zu funktionellen und strukturellen Veränderungen kommen, ja die fortgesetzte inadäquate Belastung könne schließlich zu Zerstörungen der Organe Anlaß geben. Es werden auch gewisse Funktionsstörungen in Zusammenhang gebracht mit besonderen psychischen Haltungen, was wiederum zu einem gewissen Schematismus führen muß. Auch zieht der Autor keine Grenzlinie, an welcher diese Beeinflussung körperlicher Funktionen durch bedrohliche Situationen oder emotionelle Konflikte aufhört. Es handelt sich aber hier um einen wertvollen Versuch, die psychosomatischen Beziehungen von einer umfassenden psychophysiologischen Basis aus zu erfassen. Wir sehen darin eine Erweiterung der von CANNON inaugurierten Studien über die körperlichen Veränderungen bei Affekten. Der mühsame Weg, der hier betreten wird, ist aber noch sehr weit von seinem Ziele entfernt, und wir erinnern hier an ein Wort von ZUTT, das folgende Frage stellt: „Was kann man durch Erlebnisse nicht bewirken, und wie begrenzt ist deren Wirkung in bezug auf Intensität und Dauer?"

Überblicken wir die hier vermittelte Übersicht aus diesen Werken angelsächsischer Autoren, die ja nur einen kleinen Ausschnitt aus dem gewaltigen Überfluß an entsprechender Literatur wiedergibt, so sehen wir zunächst, daß alles noch im Flusse ist und daß sich ganz verschiedene und auch einander widersprechende Richtungen abzeichnen. Vor allem zeigt es sich, daß die Grenzen, die dem Gebiet der psychosomatischen Medizin nach den verschiedenen Auffassungen gezogen werden, noch fließend sind. So ist die Beschränkung auf Affektionen wie Asthma, Ulcus, Hypertension u. a. kardiovasculäre Störungen, Verdauungskrankheiten, Hautkrankheiten usw. keineswegs festgesetzt. Reversible und irreversible Krankheiten werden in gleicher Weise berücksichtigt. Gewisse Autoren gehen so weit, selbst die Carcinome mit einzubeziehen. Bei vielen zeichnet sich die Tendenz ab, die ätiologische Bedeutung der emotionellen Faktoren für diese verschiedenen Krankheitsformen klarzustellen, d. h. sie in Zusammenhang zu bringen mit bestimmten Konfliktsituationen. Eine andere Richtung läßt die Frage der Psychogenese dieser Störungen in den Hintergrund treten und stellt sich mehr auf den Standpunkt einer Korrelation als auf den eines Kausalzusammenhangs.

Wichtig erscheint mir auch die Beobachtung über den Einfluß sozialer und kultureller Umwälzungen und der mit diesen Ereignissen einhergehenden Umwertung aller Werte, mit der Feststellung, daß Verlust eines geistigen Lebensinhaltes, Unmöglichkeit der Erlernung eines befriedigenden Berufes zu Anfälligkeit für psychosomatische Störungen, bzw. zur Flucht in die Krankheit führen können. Hier stehen wir vor großen Aufgaben der Psychohygiene. Im übrigen möchten wir auf die große Bedeutung der Psychotherapie bei derartigen Affektionen hinweisen; darin sehen wir das Wesentliche dieser mit so viel Aufwand betriebenen Bestrebungen.

In der Zurückführung der psychisch wirksamen Momente in einigen Werken der oben erwähnten Autoren stoßen wir auf eine gewisse Monotonie primitiver Konfliktsituationen wie Abhängigkeits- und Schutzverlangen (meistens in psychoanalytischer Terminologie als „oral" bestimmt), wie erzwungener Hemmung des triebhaften Verhaltens, durch die Lebensverhältnisse aufgezwungene Entbehrungen, verhaltene oder offene Aggressivität, Konflikte mit der Autorität usw. Wir anerkennen durchaus die hervorragende Bedeutung dieser elementaren psychologischen Gegebenheiten im Kampf des Menschen mit seiner unheimlichen Welt. Die Einsamkeit des Menschen in dieser Welt und das aus dem Bewußtsein dieser Tatsache stammende Verlangen nach Sicherung gegen Gefahr und nach Liebe gehören zu den Grundproblemen des menschlichen Daseins. Aber der Reichtum des geistigen Lebens des Menschen erschöpft sich nicht in diesem Kampf mit einer feindseligen Welt, sondern je höher es organisiert ist, desto reicher und wertvoller wird auch das menschliche Innenleben. Freilich geht mit der höheren Differenzierung und Verfeinerung der Gefühlswelt auch eine größere Verwundbarkeit einer und damit die Möglichkeit mannigfaltiger Konfliktsituationen. Goethe sprach einst im „Faust" von Furcht und Hoffnung als von zwei der größten Menschenfeinde. Wichtig und notwendig erscheint mir im Gegensatz zu bestimmten Strömungen, die sich in einzelnen der erwähnten Werke geltend machen, immer das Individuelle gegenüber einer gleich machenden typisierenden konformistischen Betrachtungsweise zu betonen.

2. STELLUNGNAHME ZUR NEUEREN DEUTSCHEN FORSCHUNGSRICHTUNG

Im deutschen Sprachgebiet hat man sich vielleicht schon länger mit diesen Fragen auseinandergesetzt. So schrieb z. B. PARACELSUS: „Wissen sollt ihr, daß die Wirkung des Willens für die Arzneikunst von größter Bedeutung ist. Denn einer, der sich selbst nichts gönnt und sich selbst haßt, wird vom eigenen Fleisch getroffen, denn das Verfluchen bewirkt Verhängung des Geistes (Verfinsterung)." An einer anderen Stelle heißt es: „Nun müssen wir das Licht entzünden, das uns das Verständnis dieser Dinge erschließt. In diesem Licht erkennen wir, daß der Mensch nicht nur aus Fleisch und Blut besteht, sondern noch einen zweiten Körper hat, der für die leiblichen Augen zu fein ist und der Träger dieser Erkrankungen und all ihrer unsichtbaren Krankheiten ist. Nicht zum Schlafen, sondern zum Wachen sind wir geboren, auch zum Erkennen wie leibliche Symptome geschmiedet werden vom Meister des unsichtbaren Leibes."

Von den aus neuerer Zeit stammenden Arbeiten, die sich mit diesen Problemen beschäftigen, erwähnen wir die Studien von MOHR, das Sammelwerk von SCHWARZ über Psychogenese und Psychotherapie körperlicher Symptome, die Arbeiten von HEYER, WITTKOWER, WALTHARD. Ich verweise auch auf frühere eigene Arbeiten.

Die entscheidenden Anregungen in den vergangenen Jahrzehnten gingen von den Klinikern v. BERGMANN und v. KREHL aus. Der erste dieser Forscher vertrat den Standpunkt, daß die Begriffe nervös oder organisch oder auch funktionell und organisch sich nicht mehr trennen lassen, und daß aus der gestörten Funktion heraus sich in einheitlicher Entwicklung bis zum grob anatomischen Substrat hin reversible und irreversible Zustandsänderungen ergeben. Dabei ging er von dem Begriff der Betriebsstörung aus. v. BERGMANN wandte sich energisch gegen den mechanistischen Psychogeniebegriff und vertrat den Standpunkt, daß es sich bei den Affekten und ihrem körperlichen Ausdruck um einen Gesamtvorgang handle, welcher nur in Teilen mit den beiden Methoden der Introspektion und der Extrospektion uns zugänglich und seinem Wesen nach als Ganzes nicht erkennbar sei. Ferner betonte dieser Forscher mit Nachdruck, daß die psychische Situation des Kranken, wie sie sich in der Verarbeitung seiner Erlebnisse offenbare, eine ebenso wichtige Seite des Krankheitsgeschehens darstelle wie die objektiv feststellbare Organstörung. Nicht die naturwissenschaftliche Betrachtung der Krankheitsvorgänge allein genüge, um den Kranken in seinem Leiden zu verstehen, sondern hinzu müsse auch das Verständnis für die Welt des inneren Lebens des Kranken kommen, „die psychische Gestaltung dessen, was der Mensch erlebt wie eine Reaktion auf seine Charaktergrundlage".

VON KREHL ging noch wesentlich weiter. Bei ihm wird die Einheit der Persönlichkeit als etwas Seelisches, Unräumliches aufgefaßt, von welchem die Leitung der Lebensvorgänge ausgeht. Er äußert sich dazu folgendermaßen: „Das Seelische ist nach gegenwärtiger Auffassung ein besonderes Korrelat des Lebendigen. Es ist in seiner Fähigkeit zur Äußerung gebunden an die Funktionen der nervösen Apparate, und das Nervensystem vermittelt nach unserer gegenwärtigen Auffassung auch jeden Einfluß des Seelischen auf die körperlichen Vorgänge. In welcher Beziehung diese zueinander stehen, ist hier nicht zu erörtern. Darüber mag jeder seine eigenen Gedanken haben, sie sind bei unserer Erkenntnis vogelfrei. Ich gebrauche hier die naive Auffassung der Wechselwirkung. Ich hypostasiere das Nervensystem als körperliches Vermittlungsorgan zwischen Seelischem und Somatischem. Daß das nur Vermutung ist, weiß ich sehr wohl und weiß auch, daß man etwas Besonderes zu sagen glaubt mit dem Worte: Leibliches und Seelisches ist dasselbe. Für das gleiche hält es kein aufrichtiger Mensch, und daß beides für die Forschung streng aneinander gebunden ist, weiß jedes Kind. Ich binde es für meine Betrachtung außer an alles Lebendige noch besonders an das Nervensystem in seiner Totalität, weil mir das die Vorgänge am besten zu erklären scheint." Anderswo heißt es: „Wer von einer Leitung der Lebensvorgänge durch Seelisches überzeugt ist, wird dieses zu einem großen Teil in den des Bewußtseins entbehrenden Prozessen suchen müssen." Ferner: „Wir bleiben vorderhand noch bei der gewöhnlichen Auffassung, daß viele körperliche Symptome seelisch indifferent sind. Aber bei zahlreichen anderen ist es sicher nicht so. Vielmehr sind viele (die meisten) der Ausdruck eines seelischen Vorganges und in dieser Form gebildet durch den psychischen Zustand des Menschen...". „Diese tiefgreifende Einwirkung der Psychogenie ist nicht nur in der Entstehung der Neurosen, sondern so ist es innerhalb gewisser Grenzen mehr oder weniger bei einer großen Zahl innerer Krankheiten." Dieses Denken, welches das Seelische zur leitenden Instanz erhebt, erinnert an CARUS und wurzelt, wie CHRISTIAN bemerkt, in v. KREHLs religiöser Überzeugung.

KREHLs Anschauungen über die Psychogenese körperlicher Krankheiten sind vor allem von seinem Schüler v. WEIZSAECKER weiter entwickelt worden. Dieser hochangesehene Forscher ging schon immer seine eigenen Wege. Philosophisches Denken, ideenreiche Beschäftigung mit neurophysiologischen Problemen und die Überzeugung von dem absoluten Wahrheitsgehalt der FREUDschen Psychoanalyse ergaben die Grundlagen seiner Anschauungen vom Krankheitsgeschehen, das er als „eine Weise des Menschseins" bezeichnet. Wie schon erwähnt, faßt v. WEIZSAECKER alle biologischen Leistungen als von einem Subjekt ausgehend auf: „Die biologischen Leistungen lassen sich als Gestaltung der Relation von Ich und Umwelt darstellen, wobei Ich und Umwelt ursprünglich eine Einheit bilden. Denn für ein Ich existiert nur *seine* Umwelt. Die Umwelt existiert nur insofern, als sie einem Ich gegeben ist." Ausgehend von der Vorstellung, daß Wahrnehmung und Bewegung eine Einheit bilden, kam dieser Forscher zu der Feststellung, „daß man im Bewegungssystem des Körpergleichgewichtes eine Bewegungswahrnehmung ganz oder teilweise ersetzen kann, indem man sich bewegt und umgekehrt sich eine Selbstbewegung ersparen kann, wenn man eine Bewegung wahrnimmt". Wahrnehmung und Bewegung sind also miteinander verbunden und können einander ersetzen, sind aber auch gegenseitig voreinander verborgen. Die Gleichwertigkeit von Wahrnehmung und Bewegung, insofern sie einander ersetzen oder vertreten können, wird als Äquivalenzprinzip bezeichnet. Mit anderen Worten: etwas Psychisches, Subjektives (die Wahrnehmung) kann etwas Physisches, Objektives (die Bewegung) ersetzen und umgekehrt. Sie bleiben sich aber gegenseitig verborgen. Dieses Äquivalenzprinzip gilt nun aber auch im Bereich der neurotischen Reaktionsweisen. So kann, wie der Autor sich ausdrückt, ein unerträglicher Affekt sich in motorischen Anfällen ausleben, oder psychische Symptome können sich ausbilden bei Unterdrückung körperlicher Abläufe. v. WEIZSAECKER überträgt nun in noch umfassenderer Weise als v. KREHL die von FREUD entdeckte Bedeutung des Einflusses unbewußter Konfliktsituationen für die Entstehung der psychoneurotischen Störungen auf die organischen Erkrankungen. Daraus entsteht dann die Folgerung, daß die Medizin eine Tiefenpsychologie sein muß. Es wird also bei jedem körperlich Kranken eine eingehende biographische Darstellung seines Lebensschicksals verlangt und in manchen Fällen durch Psychoanalyse ergänzt. Damit entsteht die Auffassung, „daß ein Symptom oder Beschwerde nicht die Krankheit selbst darstelle, sondern daß jene noch dahinter liege. Beschwerde und Symptom sind nur Zeichen von etwas Verborgenem als dessen Stellvertreter, Symbole des Lebensgeschehens". Jede Krankheit müsse einen Sinn haben. So kommt v. WEIZSAECKER zu folgender Formulierung: „Es handelt sich also um die Vorstellung, daß eine Angina, eine Tuberkulose oder auch eine Nephritis, ein Carcinom oder eine Leukämie durch seelische Ursachen entstehen. Jeder organische Vorgang, also Entzündung, Hypertonie, Hyperglykämie, Abmagerung, Ödem muß als Symbol, nicht als Funktion begriffen werden." „Jede Psychotherapie muß, indem sie etwas Unbewußtes bewußt macht, auch ein Stück Bewußtsein verdrängen. Daß nämlich die Krankheit den Sinn habe, den Betroffenen zum Sinne seines

Lebens zu führen, das einzusehen hat die naturwissenschaftliche Medizin gründlich verhindert." In ähnlichem Sinne äußert sich MITSCHERLICH.

Zu diesen Ausführungen möchten wir die wohlabgewogene kritische Stellungnahme v. BERGMANNs anführen: „Auch wir glauben, daß bei fast jeder Krankheit psychische Komponenten neben körperlichen aufzufinden sind. Aber da das Ulcus nicht eine einheitliche Entstehung hat (im Alter Arteriosklerose), kann hier und auch sonst die Konfliktsituation oft fehlen ... Es muß eine einheitliche Auffassung gefunden werden in bezug auf den ganzheitlichen Ablauf. Es geht nicht an, im Prinzip rein körperliche und rein seelische Krankheiten zu unterscheiden. Weiter ist es unrichtig, bei der Vorstellung zu bleiben, daß das Seelische das Körperliche bewirke ... Es wird meist unfruchtbar bleiben, bei einem Herzklappenfehler je seelische Momente in den Vordergrund zu stellen und solche Kranke psychoanalytisch zu behandeln. Ähnliches gilt auch vom erhöhten Blutdruck. Es fehlt mir der Glaube, daß solche psychogenen Hypertensionen die Verallgemeinerung zulassen, als wenn immer der Konflikt und seine Entscheidung das Wesentliche wären. Ähnlich denke ich auch für das Ulcus, selbst für das Asthma, für die tonsilläre Angina und sehr viele andere innere Krankheiten. Ich kann also nur zugeben, daß es zwar keine Krankheiten gibt, bei welchen nicht beide Bereiche veränderter Abläufe spielen, aber meist ist doch das Schwergewicht auf der einen oder anderen Seite ganz evident und dürfte auch durch ein noch so tiefes Eingehen auf den psychischen Konflikt sich nicht ändern. Und so darf ich wohl im Namen der meisten Ärzte sprechen, daß die eine Seite des Krankheitsgeschehens minimal sein kann, so daß wir sie vernachlässigen können und die andere maximal. Es wird richtig sein, aus der Tendenz der psychosomatischen Klinik unser Urteil immer wieder zu revidieren, und es mag sein, daß vieles auch jetzt noch in das psychische Gebiet gehörend von uns vernachlässigt wurde. Aber den Hebel nun nach der anderen Seite herumzuwerfen, indem wir etwas Körperliches vernachlässigen und fast alles in eine seelische Beziehung setzen, dürfte nicht der Wahrheit entsprechen."

Zutt äußert sich hierzu folgendermaßen: „In einer Überspannung der v. Bergmannschen Idee einer funktionellen Pathologie sah man keine Grenzen mehr für die Einwirkung von Erlebnissen auf den Körper und die Entstehung von Krankheiten. Auf diese Grenze aber kommt es gerade an."

Hier sei noch etwas weiter auf die Auffassungen v. Weizsaeckers eingegangen, wie sie in seinem Buche „Der kranke Mensch" zur Darstellung gelangen. Dort heißt es an einer Stelle: „Wenn wir in die Körpersphäre hineingehen, kommen wir auch zu der eigentümlichen Auffassung: Es könnte sein, daß ein Mensch zu einer oberflächlichen, dann tieferen und noch tieferen Schicht vordringen muß, wohin die Krankheit sich zurückzieht und daß, wenn wir psychosomatische Medizin treiben, wir auch zu einer solchen Einteilung kommen: Psychoneurosen, dann Organneurosen (die etwa zu Herzklopfen und Migräne führen), dann noch körperlicher: das Asthma, die Hyperthyreose, Thyreotoxikose, die Magersucht oder die Fettsucht und die arterielle Hypertension. Als nächste Stufe noch organischer wären die Infektionskrankheiten zu nennen, die sich z. T. perioral abspielen, als Schnupfen, Angina, Stomatitis, Nebenhöhlenerkrankungen, Mittelohrkatarrh. Jetzt sind wir wieder an einer Stelle, an der die Kranken auch waren. Dann kämen wir etwa zu Krankheiten, wie Tumoren oder die Blutkrankheiten, bei welchen offenbar der erste Aspekt dieser war: Ja, der ist psychisch vollständig normal, hat einen Tumor bekommen, wieso, woher?"

Ich kann mich, wiewohl die meisten Ärzte, nicht entschließen, zu diesen Ausführungen „Ja" zu sagen[1].

---

[1] In diesem Zusammenhang sei noch kurz ein in der „Psyche" erschienener, durch ein Vorwort v. Weizsaeckers eingeleiteter Vortrag des 1934 verstorbenen Arztes Groddeck erwähnt. Das „Es" des Menschen, das nach der Hypothese dieses Arztes bei der Vereinigung von Ei und Samenfaden entsteht, ist das Schöpferische, nicht nur aller Entwicklungs- und Lebensvorgänge, sondern auch seiner Psyche. Dem „Es" gegenüber

Freilich sieht v. WEIZSAECKER selbst die Problematik dieser Auffassung, wenn er z. B. bei einem Patienten mit Hirntumor vor die Frage gestellt wird, welche Not sich hinter diesem Tumor verberge oder ob es sich bei dieser Fragestellung nur um eine Phantasie oder um eine vorgefaßte Meinung des Arztes handle. Aber die Lösung dieser Schwierigkeit findet er nun in dem Prinzip der gegenseitigen Vertretung und gegenseitigen Verborgenheit von Bewußtem und Unbewußtem, d. h. daß anstelle eines seelischen Konfliktes eine körperliche Krankheit als stellvertretendes Symbol bestehen kann oder umgekehrt, daß eine psychische Störung etwas Physisches vertritt. Hierzu werden nun folgende Beispiele angeführt:

Eine diabetische Kranke leidet an heftigem Jucken in der Genitalgegend, wie dies ja häufig der Fall ist. v. WEIZSAECKER bezeichnet nun dieses Jucken auch schon wegen der besonderen Organlokalisation als „Schmerzlust", die zu Kratzen Anlaß gibt, in welchem sich destruktive Tendenzen offenbaren. Dieses Symptom — denn als solches bezeichnen wir es — verschwindet mit der Behandlung der diabetischen Stoffwechselstörung. v. WEIZSAECKER meint nun aber, daß die pathologisch-physiologische Deutung nicht genüge, um diese Zusammenhänge zu erklären, sondern daß dieses psychologische Phänomen der Schmerzlust auch in Beziehung stehen müsse zu dem anthropologischen Bereich. Dabei wird wiederum auch auf die Lokalisation des Juckens hingewiesen, und die gegenseitige

---

gibt es keine Grenze zwischen Physischem und Psychischem, beide sind Äußerungen, Erscheinungsformen des „Es". Zu den Ausdrucksformen des allmächtigen „Es", die alles äußere und innere Verhalten der menschlichen Daseinsformen bestimmen, gehören auch die physischen Erkrankungen, die ebenso wie die Neurosen von Verdrängungen herrühren. So heißt es: „Der Herzfehler pflegt von Liebe und ihren Verdrängungen, von Liebesschuld zu erzählen. Das Magenleiden berichtet von dem Tiefsten der Seele, denn den Sitz der Seele hat das „Es" in den Bauch verlegt. Der Gebärmutterkrebs spricht von Sünde wider Mutterpflicht und von bereuter Wollust, die Syphilis von allzu strenger Geschlechtsmoral des ‚Es'."

Kann man solche Äußerungen überhaupt ernst nehmen? Non credo quia absurdum.

Verborgenheit der bewußten und unbewußten körperlichen Sphären wird zur Erklärung beigezogen. Als Beispiel eines gegenteiligen Geschehens führt er den Fall eines Mannes an, der aus irgend einer inneren Not zum Alkoholiker und Süchtigen überhaupt geworden ist und bei welchem sich dann später die Symptome einer Lebercirrhose einstellen, worauf der Kranke seine Trunk- und Betäubungssucht verliert. Hier spricht nun der Autor von „Stellvertretung" der Neurose durch die körperliche Krankheit. „Dieser Hergang, sagt er, erinnert an viele analoge Hergänge, die alles dies gemeinsam haben: ein seelischer Konflikt wird durch die Flucht in die Organkrankheit erledigt." Hierzu muß gesagt werden, daß die alkoholische Lebercirrhose sicher schon bestand, als der Kranke noch süchtig war, und es ist anzunehmen, daß mit der Manifestation der schweren körperlichen Symptome auch eine Alkoholabstinenz verordnet und durchgeführt wurde, wobei der Kranke in einen psychisch geordneten Zustand geriet. Außerdem hat die Ascitespunktion den Patienten von einem Teil seiner Beschwerden erlöst. Ich kann mich nicht dazu entschließen, in diesem Geschehen einen besonderen verborgenen Sinn zu finden, sondern es scheint sich meines Erachtens um eine Kette rein natürlicher Vorgänge zu handeln.

In diesem Zusammenhang möchte ich einen Fall eigener Beobachtung anführen, der wahrscheinlich durch v. WEIZSAECKER eine ähnliche Deutung erfahren würde, wie der eben erwähnte:

Es handelt sich um eine Ende der Sechzigerjahre stehende geistig und ethisch sehr hochstehende Dame. Sie war als junges Mädchen mit einer wenig älteren Schwester von alten Eltern auf eine überaus ängstliche und behütete Art erzogen worden. So hatte sie nie Schulen besucht, sondern nur Privatunterricht genossen, sich dabei allerdings eine sehr umfassende Bildung, aber keine Berufskenntnisse erworben. Sie hatte wohl ausgesuchte Freundinnen, und im Hause ihres Vaters verkehrten viele anregende Personen. Der Vater selbst führte ein stilles, zurückgezogenes Gelehrtendasein. Die beiden Schwestern blieben ziemlich weltfremd. Die ältere heiratete spät, ohne große Begeisterung, die Probandin selbst blieb nach einer Enttäuschung ledig. Nach dem Tode der Eltern wurde das Haus, in welchem sie ihre Jugend verlebt hatte, aufgegeben, und sie stand nun auf eigenen Füßen und in bescheideneren Verhältnissen als früher. Voller

Begeisterung und voll Anteilnahme am Schicksal anderer Menschen, in welche wohl gelegentlich auch verdrängte erotische Tendenzen hineinspielten, aber ohne Menschenkenntnis wurde die Patientin das Opfer von sie ausbeutenden Personen. So gab sie den größten Teil ihres Vermögens einem Abenteurer, der sie um Hab und Gut brachte. Später gelangte sie unter den Einfluß einer bedeutenden, extrem sozial gesinnten Persönlichkeit, die ihrem weiteren Leben eine bestimmende Richtung gab. Sie erzog ein Kind aus Proletarierkreisen und betrachtete es als ihr eigenes Kind und führte jahrelang ein Heim für alle möglichen und unmöglichen Personen, die zum Teil ihre Güte mißbrauchten, zum Teil freilich auch dankbar an ihr hingen. Sie verarmte total und blieb auf die Unterstützung ihrer Verwandten angewiesen. Mit den Jahren wurde ihr Leben äußerst mühsam. Es stellten sich allerlei körperliche Beschwerden ein, wie arthritische Schmerzen, Kreislaufstörungen und andere, bis dann ganz plötzlich eine Blutung im Rückenmark zu einer totalen Lähmung ihrer Beine führte und die Patientin zwang, dauernd in einem Krankenhaus zu verbleiben. Sie hat dieses Leiden mit größter Ergebung ertragen und blieb während vieler Jahre geistig lebendig, aber in gewissem Sinne bedeutete die schwere körperliche Erkrankung eine Erlösung aus den mit zunehmendem Alter immer schwieriger werdenden Lebensbedingungen.

Man könnte versucht sein, mit v. WEIZSAECKER hier von einer Stellvertretung der Neurose durch die organische Krankheit zu sprechen. Ich kann mich aber nicht dazu entschließen, in der Auslösung des körperlichen Leidens einen ätiologischen Zusammenhang mit der lebensgeschichtlichen Entwicklung der Kranken zu sehen. Ich neige vielmehr dazu, hier den Einbruch eines unberechenbaren Schicksals zu erkennen.

Um noch einmal auf die Beispiele v. WEIZSAECKERs zurückzukommen, so vertritt er ja, wie schon erwähnt, den Standpunkt, daß Körperliches Seelisches bedingen kann, daß also das Juckgefühl kommt und geht mit dem Grade der Zuckerausscheidung oder wie im anderen Falle, daß die psychoneurotische Sucht zur Lebercirrhose führte. Hier sei von Bedingungen, noch nicht von Vertretungen, die Rede. Fasse man die Bedingtheit schärfer, so sei es eine Teilursache. Nun wird weiter ausgeführt, daß körperliche Vorgänge an der Retina und an den Sinnesnerven psychische Empfindungen verursachen und ebenso könne ein Vorsatz, ein Wille, eine Armbewegung, also eine Muskelkontraktion bewirken. Diese Beziehungen seien als psychophysische Kausalität allgemein anerkannt. Ist dies nun tatsächlich so? Wir verweisen hier auf die im ersten Abschnitt dieser Arbeit erwähnten Ansichten SHERRINGTONs, welcher den Standpunkt vertritt, der Körper stelle ein energetisches System dar, während die Psyche, bzw. das Ich, etwas Unfaßbares, Unräumliches sei. So vermöge das Ich nicht die Ursache einer Handlung zu sein, oder ein Geschehen in der räumlichen Welt könne nicht die Ursache einer Wahrnehmung sein, sondern sowohl die beabsichtigte Handlung als auch die Wahrnehmung enthalten jeweils zwei Komponenten, zweierlei Glieder eines Aktes, die zwar verschieden, aber aneinander gebunden sind und deshalb als Einheit erscheinen.

Weiter betont v. WEIZSAECKER, daß da, wo von Psychogenie körperlicher Erkrankungen die Rede sei, der Körper ein Übergewicht behalte. Wenn man sich aber vorstelle, daß die körperlichen Prozesse die Stellvertreter der psychischen seien und diese ablösten, so sei es mit dem körperlichen Übergewicht vorbei. Diese ganze Schilderung werde aber nebensächlich in dem Augenblick, da wir gelernt hätten, in jeder Krankheit eine Geschichte zu sehen, in deren Verlauf das eine wie das andere, Psychogenie körperlicher und Somatogenie seelischer Erscheinungen, vorkomme. Von dem Begriff der Stellvertretung der Krankheit durch eine andere ausgehend, wird dann die Anschauung entwickelt, daß die Krankheit einen allgemeinen Sinn haben könnte und daß derselbe Sinn unter verschiedenen Verhältnissen zwar auf verschiedene Weise, doch als derselbe erfüllbar sei. Dieser Sinn wird nun in der Weise gedeutet, daß man in jeder Krankheit eine Modifikation des Weges zum Tode und zum Leben sehen könne.

ZUTT spricht das viel einfacher aus, indem er sagt: „Selbstverständlich ist jede Krankheit in der Lebensgeschichte des Kranken von Bedeutung. In der Krankheit kündet sich verborgen oder vernehmbar immer der Tod an. In der Beziehung zum Tode liegt die lebensgeschichtliche Bedeutung jeder Krankheit. Alles, was lebensgeschichtlich bedeutsam ist, gewinnt damit Beziehung zu unserem vergangenen und zukünftigen Leben."

Einzelne Beispiele, die v. WEIZSAECKER anführt, wie die Sinndeutung des Bronchialasthmas als Sabotage der energieliefernden Verbrennungen oder der Angina pectoris als Versuch der Kranzgefäße, die Herzdurchblutung zu drosseln, als Selbstvernichtung des Herzens (eine Betrachtungsweise, wie sie übrigens auch von dem amerikanischen Autor MENNINGER vertreten wurde, der sich dahin äußerte, daß ein krankes Organ häufig den Ausdruck destruktiver Tendenzen bedeute, die vom Todestrieb stammen, wobei die organische Krankheit einen teilweisen Selbstmord darstelle), sind ja schon von anderer Seite, z. B. von BUECHNER, unzweideutig abgelehnt worden. Alle diese Vorstellungen beruhen auf der bedingungslosen Übertragung des geschlossenen Systems der Psychoanalyse auf das gesamte Krankheitsgeschehen.

Krankheiten in der Pflanzen- und Tierwelt entsprechen meiner Ansicht nach dem unerbittlichen Kampf, der sich in der Natur dauernd abspielt. Der Mensch macht hiervon keine Ausnahme und ist denselben indifferent grausamen Mächten des Naturgeschehens unterworfen. Mißbildungen, Erbkrankheiten, Infektionen (man braucht nur einen Blick in die Tropenwelt zu tun, um sich davon zu überzeugen, daß der zivilisierte Mensch dort als ein Eindringling erscheint, auf welchen die todbringenden Insekten lauern), die Tumoren, die auch bei Tieren vorkommen, die akuten Leukämien des Kindesalters, all das hat mit der Psyche sehr wenig oder nichts zu tun. Was den Menschen von den Tieren unterscheidet ist, daß er eine bewußte Stellungnahme zu seiner Krankheit, zu seinem Leiden nehmen kann und daß er sein eigenes Lebensschicksal, seine Hoffnungen und Befürchtungen, aber auch Enttäuschungen in seine körperliche Krankheit verwebt. Es ist zuzugeben, daß wir nicht wissen, wieweit das psychische Geschehen in die Körpersphäre hinabreicht, aber so lange wir das nicht wissen, — und wir werden es kaum jemals ergründen können — müssen wir uns bescheiden.

In der eben erwähnten Stellungnahme BUECHNERs wird die Zahl der eigentlichen psychosomatischen Affektionen beschränkt auf Asthma, Colitis mucosa, Ulcus, Cholecystitis, Basedow, Hypertonie. Dieser Forscher spricht auch von einer erblich bedingten Organschwäche und ist der Ansicht, daß „alle Vorstellungen, daß sich im gleichen Individuum psychosomatische Erkrankungen gegenseitig vertreten können, in dieser Tatsache ihre natürliche Grenze finden". Er sagt weiter: „Psychosomatische Erkrankungen sind solche Erkrankungen, bei denen zwar der entscheidende Einbruch in die menschliche Gesundheit primär als psychischer Schaden erlebt oder aufgedeckt wird, bei denen die Störungen und die nachfolgende Krankheit aber in der Einheit im Psychischen, wie im Somatischen gleichzeitig beginnen." Er spricht auch von der Todesangst und dem Vernichtungsgefühl bei der Angina pectoris: „Treten diese Erscheinungen auf, so ist der Anfall mit einem Erlebnis von ungewöhnlichem Wahrheitsgehalt verbunden. Ich kenne kein Phänomen der Pathologie, in dem die Einheit von Soma und Psyche eindringlicher zum Bewußtsein gebracht wird und in dem uns klarer gezeigt wird, wie sehr im entscheidenden Augenblick unsere Psyche ein unmittelbares Wissen von dem Schicksal des ganzen Menschen hat." Wir schließen uns der in diesen Worten enthaltenen Auffassung vorbehaltlos an. Hinzufügen möchte ich folgendes: Es soll nicht bestritten werden, daß in zahlreichen Fällen von Asthma, Hypertension, Hyperthyreose, Colitis, Hautaffektionen, die Psychotherapie vorübergehend oder dauernd allen anderen Behandlungsmethoden überlegen ist. Dies beweist aber keineswegs einen unbedingten ursächlichen Zusammenhang zwischen der emotionellen Situation und der in Frage kommenden Affektion, ebensowenig wie die Erfolge der Leukotomie bei derartigen Patienten. Durch die Beseitigung der emotionellen Spannung wird nur ein Moment ausgeschaltet, das zu der Störung beiträgt und sie unterhält. Von einer einheitlichen ätiologischen Betrachtungsweise von Krankheiten, wie Ulcus, Hypertonie oder Colitis ulcerosa, um nur drei dieser Affektionen zu nennen, sind wir heute noch keineswegs überzeugt.

Neuerdings wird der Versuch gemacht, die von L. Binswanger in die Psychiatrie eingeführte daseinsanalytische Betrachtungsweise auch auf das Gebiet der psychosomatischen Erkrankungen zu übertragen. Alle diese Gedankengänge wurzeln in der Heideggerschen Philosophie vom „Sein": „Statt der Spaltung des Seins in Subjekt-Objekt, Person-Ich, Gegenstand-Umwelt tritt die in der Transzendenz verbürgte Einheit von Dasein und Welt" (Binswanger)." „Person orientiert sich in dieser Entwicklung immer mehr aus der Faktizität des Daseins in der Welt: dieses Dasein in seiner Endlichkeit, in seinem Sein zum Tode, aber auch in seinem Sein zur Unendlichkeit, wird zum eigentlichen Beziehungspunkt" (Christian). „Das Dasein ist ein Seiendes, dem es in seinem Sein um sich selbst geht" (Heidegger). „Das Sein in der Welt konstituiert sich als Befindlichkeit oder Gestimmtheit, Räumlichkeit, Geschichtlichkeit, die zugleich Züge des Selbstseins und Weltverständnisses bilden" (Kunz). Die psychischen Symptome sollen anthropologisch als besondere Weisen des Daseins, des „In-der-Welt-Seins", der Existenz oder des „Menschseins" interpretiert werden. Binswanger spricht von Weltbildung, Weltentwurf. Von solchen Gesichtspunkten ausgehende Untersuchungen sind in Arbeiten von Benedetti, Kuhn und Boss enthalten. Interessanterweise spielt in den Studien dieser Autoren das Verhältnis zum Raum eine besondere Rolle. So analysiert Benedetti den Fall von Fettsucht einer Patientin, die, aus den weiten Ebenen Ungarns vertrieben, in die beengende Schweiz kam und dabei ihre geistige Lebendigkeit verlor, in Apathie und Heimweh versetzt wurde und in Heißhunger und Fettsucht versandete. In einem Fall von Kuhn handelt es sich um eine Pubertätsmagersucht bei einem jungen Mädchen, der Tochter eines Wirtsehepaares, dessen Familienleben sich mehr oder weniger unter der Zudringlichkeit der Gäste abspielte. Sie umgab sich deshalb mit einem „leeren Raum" und zog sich immer weiter zurück, bis sie schließlich, jeden Kontakt mit der Umwelt vermeidend, selbst die Berührung im Innern, die durch das Essen erfolgte, vermied.

Bei einem Hypertoniefall von Boss entspricht der Einengung und Verkrampfung seiner Welt eine Verengung und Verkrampfung seiner Arterien.

In seinem eben erschienenen Buche „Einführung in die psychosomatische Medizin" wird nun diese Anschauungsweise von Boss als grundlegend in den Mittelpunkt seiner gesamten Auffassung vom Krankheitsgeschehen gestellt. Da heißt es: „So ist also des Menschen Wesen nie mit einem Gegenstand, sondern bestenfalls mit einem Licht vergleichbar, dessen Schein die Dinge der Welt erhellt... Bestimmt doch immer sein jeweiliges Gestimmtsein zum vorneherein die besondere Auswahl, Helligkeit und Tönung seiner Weltbezüge. Ist der Mensch aber im ganzen von Grund auf nie nur ein vorhandener Gegenstand, so kann auch seine Leiblichkeit nicht bloß ein durch eine Epidermis eingegrenzter und an der Oberfläche aufhörender Körperteil sein. Vielmehr ist der menschliche Leib mit seinen sog. animalen, vegetativen und hormonalen Einrichtungen stets als eine der menschlichen Existenz selbst unmittelbar angehörende Sphäre zu begreifen, die in der Weise dessen ist, was wir mit dem nachgerade freilich unvorstellbar gewordenen Begriff des Stofflichen oder Materiellen bezeichnen. Als solcher eigener Bereich des Daseins ist der menschliche Leib zugleich auch eines der Medien, durch die hindurch sich die welterschließenden Lebenszüge, die die Existenz ausmachen, zum Ausdruck bringen."

Diese Betrachtungsweise wird nun an Beispielen eingehend analysierter Patienten mit psychosomatischen Affektionen, wie Fettsucht, Magersucht, Ulcus, Colitis, Asthma, Hypertension usw. durchgeführt, und es wird der Zukunft dieser Forschungsrichtung überlassen, sich noch ein weiteres Gebiet des Krankheitsgeschehens zu erobern. Das Anziehende dieser Auffassung liegt für uns darin, daß der Kausalitätsbegriff ausgeschaltet wird, so daß die psychosomatischen Beziehungen unter einem einheitlichen Gesichtspunkt betrachtet werden. Aber auch hier handelt es sich um ein geschlossenes weltanschauliches System, das wohl nur einen Teil der Wahrheit zu enthalten vermag und keine Verallgemeinerung zuläßt. Ich möchte hier an den am Ende des ersten Teils dieser Arbeit erwähnten Gedanken Claude Bernards erinnern über die Notwendigkeit eines Gegengewichts zwischen Philosophie und Naturwissenschaft. Von dem schon öfters zitierten Christian stammt eine interessante Studie über das Personenverständnis im modernen medizinischen Denken. Dort wird auch in folgenden Worten von der Geschichtlichkeit des Menschen gesprochen: „Die Geschichtlichkeit bedeutet für die Person, daß sie in der Geburt inmitten eines Lebens erwacht, dessen Begebenheiten sie nicht ausgesucht hat, daß es Situationen gibt, in die der Mensch gestellt ist, gegenüber deren Forderungen er sich entscheiden muß. „Geschichtlichkeit" ist die innere Ordnung einer einmaligen Entwicklung, geformt durch Erlebnisse und Erfahrungen, durch Unglück und Krankheit, gegründet auf die unbeschränkten Möglichkeiten eines Beginnenkönnens und die zunehmende Verarmung der Möglichkeiten in der Verwirklichung, Unterlassungen und Verfehlungen im Verlauf eines Lebens bis zur Endgültigkeit im Tode. „Geschichtlichkeit" ist eingebettet zwischen die beiden Pole: Determination durch äußere Schicksale und den anderen Pol: Auseinandersetzung mit eben diesen Determinanten und deren Überhöhung in freier Stellungnahme." Siebeck (hier zitiert nach Christian) äußert sich folgendermaßen: „Krankheit entwickelt sich als eine Epoche im Leben, wandelt sich, schreitet fort, hinterläßt immer Spuren. Sie ist nicht ein willkürlicher Akt, sie ist Schicksal, das der Mensch in sich trägt und das ihm von außen zukommt. Schicksal ist Aufgabe." So kann die Krankheit auch zum Ausgangspunkt eines aufbauenden Lebenswillens führen. Ich denke dabei an Patienten, die z. B. eine Kinderlähmung durchgemacht haben, nun nach längerer Rekonvaleszenzperiode den Weg ins normale Leben zurückfinden müssen und dabei eine gesteigerte Leistungsfähigkeit aufweisen, weil sie gezwungen sind, besondere Widerstände zu überwinden. Gerade bei dieser Krankheit sehen wir gelegentlich erstaunliche Beispiele von dem, was der Geist über den Körper vermag.

Dies gilt auch für andere chronische Leiden, wie z. B. Lungentuberkulose.

Der Mensch kann in den ohne Bewußtsein sich vollziehenden physiologischen Funktionen einen Sinn finden, der auch bewußten Vorgängen seines Seelenlebens entspricht. So haben wir an anderer Stelle ganz allgemein gehaltene Vorstellungen entwickelt, die wir hier z. T. in etwas verschiedener Formulierung wiedergeben möchten:

Das strömende und uns ernährende Blut, in welchem alle Organe baden und sich erneuern, stellt den Mittler dar zwischen den aus der Umwelt stammenden Energiespendern und den Zellen, die ihrer bedürfen, genau so wie der Strom unseres Bewußtseins den Mittler darstellt zwischen unserem Innenleben und den geistigen Kräften der Welt, in der wir leben.

In der Funktion des Herzens und des Blutkreislaufs, die ohne Unterbruch tätig sind, finden wir die Arbeit und Mühe des Lebens, ferner aber auch selbstloses Dienen, sich Opfern für das Ganze bis zum leidenschaftlichen Kampf gegen den Tod. In der Atmung begegnen uns die Begriffe der Enge und Weite, der Freiheit und Gebundenheit, die Begegnung mit den ersten äußeren Widerständen, die Sehnsucht über sich selbst hinauszukommen. In der Atemnot zeigt sich die Angst vor der Unfreiheit. Die Funktion der Ernährung schafft, wie ja allgemein bekannt, eine Beziehung zwischen Mutter und Kind. Von der Mutter empfängt das Kleinkind seine Nahrung und Wärme, und somit ist das Verlangen nach Nahrung mit jener ersten Erfahrung der Mutterliebe verbunden. Die Ernährung dient in erster Linie der Selbsterhaltung, dadurch enthält sie eine dem eigenen Ich zugewandte Bedeutung. In ihr zeigt sich die Bindung des Menschen an die stoffliche Welt: das viele Essen bedeutet eine Überwertung, das Fasten eine Geringschätzung des Materiellen. So stehen sich hier Materialismus und Idealismus gegenüber, Genußstreben und Askese, Lebenshunger und Lebensverneinung.

In den Nierenleistungen sehen wir ein quasi intelligentes, zuverlässiges Verhalten eines uns vor Gefahren schützenden

Ordnungssystems, welches, wenn es zusammenbricht, Zerstörung und Chaos hervorruft, so wie wenn Vernunft und Gewissen den Menschen verlassen. Daher der alte Satz: man solle Herz und Nieren prüfen.

Die Hormondrüsen als die Organe des formbildenden schöpferischen Lebens, in welchen auch das Triebhafte am stärksten zum Ausdruck kommt, enthalten etwas Schicksalhaftes. In ihnen offenbart sich das Irrationale mit seinen aufbauenden aber auch zerstörenden Kräften.

Die Skeletmuskulatur ist das Werkzeug des auf die Beherrschung der Welt gerichteten Willens, des Willens zur Arbeit, zum Zweck der Schaffung eines menschenwürdigen Daseins, zur Handfertigkeit und Kunst in allen Dingen, aber auch zum Instrument eines grausamen Willens zur Macht.

Die Sinnesorgane und das zentrale Nervensystem ordnen uns als Ganzes ein in unsere Umwelt. Davon ist auch unser Bewußtsein und die Vernunft ein Teil. Das menschliche Gehirn bedeutet aber nicht nur ein Organ der Zuwendung zur Welt, sondern auch das Organ zur Erkenntnis einer geistigen Welt, welche das spezifisch Menschliche darstellt.

Wir haben es bei den vegetativen Funktionen z. T. mit Analogien zwischen psychischen Vorgängen und somatischen Funktionen zu tun, z. T. auch mit Erscheinungen, die uns zeigen, daß gewisse Organfunktionen mit dazu beitragen, im psychischen Leben angewandte Begriffe zu fundieren, wie z. B. die Beziehung der Ernährung zur Mutterliebe oder die hormonalen Funktionen zum Schicksalhaften, während im Falle der animalen Funktionen es sich um eine offensichtliche Darstellung ihres Sinnes handelt. Wir möchten aber davor warnen, aus solchen Gedankengängen zu weitgehende Schlüsse auf einen eventuellen Symbolgehalt psychosomatischer Störungen zu ziehen, denn die Psyche geht stets ihre eigenen oft unberechenbaren Wege, und die Resonanz der körperlichen Funktionen, hängt von der ererbten Anlage und der im Leben erworbenen Reaktionsbereitschaft der Organe ab. Immerhin sehen wir in diesen Anschauungen mehr als ein bloßes Gedankenspiel; man könnte sie mit Archetypen vergleichen.

Im Krankheitserleben spiegelt sich die Persönlichkeit des Kranken. Hierzu in Kürze einige Beispiele:

Fall 1. Eine 40 Jahre alte allgemein beliebte und außerordentlich tüchtige Sekretärin wird ins Krankenhaus eingewiesen wegen hochgradiger Stauungen in den Halsvenen und im Gesicht bei zunehmender Atemnot. Es handelt sich um einen Mediastinaltumor, der auf die Trachea und die intrathorakalen Venen drückt. Eine später vorgenommene Biopsie an einem kleinen exzidierten Lymphknoten am Halse ergab ein Reticulosarkom. Die Patientin wird zunächst bestrahlt, und die Schmerzen gehen zurück. Sie fühlt sich wesentlich wohler. Sehr bald aber kommt es zu sehr schweren abdominalen Störungen mit Erbrechen und Schmerzen infolge der Infiltration des gesamten lymphatischen Gewebes im Bereich des Darmkanals durch Tumormetastasen. Das Ende erfolgt durch eine Perforation der Darmwand. Während der ganzen Krankheitsdauer, die sich etwa über drei Monate erstreckte, zeigte die Patientin stets ein heiteres Wesen ohne je zu klagen. Sie ermüdete wohl leicht aber bemühte sich insbesondere ihrer Mutter gegenüber immer guten Mutes und hoffnungsvoll zu sein, obschon sie bei der zunehmenden Schwäche den Ernst ihres Leidens ahnte. Diese bewundernswerte Tapferkeit entsprach ihrer auch im gesunden Leben stets bewiesenen Ausgeglichenheit.

Wir sehen hier, wie ein unerbittliches Schicksal zerstörend in das Leben einer durchaus harmonischen Persönlichkeit eingreift und es vernichtet wie eine Naturkatastrophe, der man völlig hilflos gegenübersteht. Gleichzeitig wird diese Krankheit hingenommen ohne sichtbare Revolte, ja, ohne daß sich die Kranke darüber Rechenschaft gibt, weshalb und wozu, mehr wie ein böser Traum, als etwas Fremdes, dem heiteren inneren Wesen Widersprechendes.

Fall 2. Ein hochintelligenter 62jähriger Advokat wurde an einem rasch fortschreitenden Carcinom operiert, das zu ausgedehnten Metastasen führte. Er war aus relativ kleinen Verhältnissen rasch zu einer überragenden Stellung aufgestiegen und pflegte außer seiner geschäftlichen Tätigkeit sehr viele geistige Interessen, war ein ehrgeiziger, verschlossener und einsamer Mann, der wenig Freunde aber manche Gegner hatte und dessen ganzes persönliches Leben sich auf seine Familie konzentrierte. Von Anbeginn seines Leidens sah er das Ende vor sich und geriet in einen Zustand verzweifelter Unruhe, die sich nie in Worten äußerte. Dabei ging es ihm bis zum letzten Tage immer um die Behauptung seiner menschliche Würde, indem er bei dem rapiden Zerfall seiner Körperlichkeit und trotz der hochgradigen Schwäche bis zuletzt auf peinlichste Ordnung seiner äußeren Person hielt. Gleichzeitig aber wollte er seine

Frau und seine Kinder während der letzten Woche seiner Krankheit nicht mehr sehen, damit sie sein Leiden nicht mit ansehen sollten und auch wohl aus der Furcht, nicht imstande zu sein, ihnen gegenüber die Haltung zu bewahren.

Hier sehen wir den verzweifelten Fall eines Mannes, der sein Leben verwirkt weiß und doch mit allen Fasern am Leben hängt. Es mag im Leben seiner Persönlichkeit viel Unharmonisches enthalten gewesen sein, Höhepunkte glänzenden Erfolges mit immer neuen Zielen seines Ehrgeizes, dann aber auch bittere Enttäuschungen und Feindschaften, all dies verborgen selbst der eigenen Familie gegenüber, die nur die hellen Seiten seines Lebens kennen sollte. Nun trifft ihn eine tödliche Krankheit, die mit einem Mal alles zerstört, wofür er gelebt hat.

Fall 3. Ein 62jähriger schwedischer Kaufmann erleidet einen Herzinfarkt, kurz nach einer ihn aufregenden Auseinandersetzung mit seinem Sohn. Dieser Patient war schon in seiner Jugend leichteren depressiven Stimmungen unterworfen. Im ganzen eine überaus gütige, weiche, nicht sehr energische Natur wurde sein weiteres Lebensschicksal weitgehend beeinflußt durch die Heirat in eine Familie von ausgesprochen erfolgreichen, herrischen Willensmenschen, bei welchen seine hochgradige Sensibilität und das damit verbundene Anlehnungsbedürfnis auf heftigsten Widerstand stießen. Mit den Jahren wurde er ein stiller Mann, der in den engeren und weiteren Kreisen seiner Familie ziemlich allein stand. Der Herzinfarkt bedingte eine längere Erholungszeit, während welcher depressive Anwandlungen auftraten, die dann mit der Heilung wieder verschwanden. Zwei Jahre später erkrankte er an einer schleichenden septischen Infektion, die sich über Monate hinauszog und schließlich seinen Tod herbeiführte. Während der langen Krankheitszeit verfiel er in einen Depressionszustand, der doppelt schwer zu ertragen war, weil in seiner nächsten Umgebung sowohl das Verständnis für den Ernst seiner körperlichen Krankheit als auch für die Art, wie sein Gemütsleiden zu behandeln war, fehlte, auf Grund eines Nichteinsehenkönnens, daß es von dem Willen unabhängige Gesetze des Lebens gibt.

Eine weiche, gütige Persönlichkeit, die nicht geschaffen ist, eine langdauernde Krankheit zu ertragen und der es an nichts fehlt als an dem, was ihm am meisten nottut, nämlich der verstehenden Liebe, gleitet hinein in ein Nie-mehr-gesund-werden. Hier spielen körperliche und seelische Momente zusammen in einer unlösbaren Verflochtenheit.

Fall 4. Hier handelt es sich um eine Patientin, die ihr ganzes Leben lang heftigen Stimmungsschwankungen unterworfen war, die mit einer Epilepsie zusammenhingen. Als junges Mädchen erlitt sie den ersten Anfall, und der Vater, ein Arzt, äußerte sich dazu: „Das hat keine Bedeutung. Die Hauptsache ist, daß man nicht davon spricht." So geschah es, daß die zunächst ahnungslose Patientin sich verheiratete mit einem Mann, der ihr Schicksal stillschweigend mit ihr trug bis zu seinem Tod, der vorzeitig erfolgte. Aus der Ehe stammten drei Töchter, von welchen die eine unverheiratet blieb. Das Geheimnis der Krankheit wurde sorgfältig gehütet. Die Patientin hatte Anfälle bis ins hohe Alter. Ihre Intelligenz blieb erhalten, aber sie hatte stets etwas Unheimliches an sich; neben nach außen betonter außerordentlich expansiver Liebenswürdigkeit litt sie an schweren finsteren Verstimmungen. Sie wußte schon seit Jahren um die Natur ihres Leidens, obschon sie dem Arzt, der ihr gegenüber die Diagnose Epilepsie geäußert hatte, dieses Wort nie verzieh, trotzdem sie sich seinen Anordnungen in bezug auf die Behandlung ihrer Krankheit unterzog. Nach außen hielt sie die Fiktion eines Herzleidens aufrecht. Dies ging soweit, daß sie manchmal selbst daran glaubte, z. T. wohl auch aus dem Wunsch nach dem Tode. Ihre Sorge galt den Töchtern und deren Kindern; immer hatte sie Angst, daß ihr Leiden auf ihre Nachkommenschaft übertragen werden könnte. Dies war nicht der Fall. Die beiden verheirateten Töchter waren sehr verschieden. Während die eine sich völlig klar war über die Krankheit ihrer Mutter und sich wenig Sorgen darüber machte, litt die andere, äußerst sensible, unter dem Geheimnis, das sie wohl ahnte, aber nicht wahr haben wollte. Die unverheiratete Tochter, die mit der Mutter zusammenlebte, zeigte ein äußerst reizbares, aggressives Verhalten bei einer schwer pathologischen Lebensentwicklung. Sie stand in dauerndem Konflikt mit der Mutter auf Grund einer krampfhaften Abwehrstellung. Auch sie wollte über die Natur des Leidens ihrer Mutter nichts wissen.

Es handelt sich hier um die Beeinflussung der gesamten Lebensentwicklung durch ein Leiden, das von vornherein als psychosomatisch bezeichnet werden kann. Die Stellungnahme zur Krankheit ist charakterisiert durch bewußte und unbewußte Verdrängungen, die zum Aufbau einer eigentlichen Lebenslüge führen, die dann das ganze Leben überschattet.

Während die Krankheiten in den Fällen 1 und 2 uns als Einbruch eines zerstörenden Naturgeschehens erscheinen, das ohne ein Zutun des Menschen jederzeit sein Leben zu vernichten vermag, finden wir im Falle 3 das Zusammentreffen eines körperlichen Leidens und einer seelischen Depression als zwei Seiten eines und desselben Geschehens. Im Falle 4 handelt es sich aber um eine von vorneherein gestörte Lebensentwicklung. In allen Fällen aber bedeutet die Krankheit Schicksal.

3. ZUSAMMENFASSENDE SCHLUSSFOLGERUNGEN

Das Interesse für die Fragen der psychosomatischen Medizin hat mächtig zugenommen. Wir können noch nicht wissen, wohin diese Bestrebungen führen. Es ist unzweifelhaft zu begrüßen, daß man sich darum bemüht, die Beziehungen zwischen dem inneren Leben des Kranken und seinem Leiden dem Verständnis näherzubringen. *Diese Aufgabe gilt nicht nur für jene vegetativen Betriebsstörungen, welchen der rein somatisch eingestellte Arzt hilflos gegenübersteht, sondern sie gilt für alle Erkrankungen des Menschen, insbesondere auch für die unheilbaren Leiden und jene Krankheiten, die zum Tode führen. In diesem Sinne hat die psychosomatische Betrachtungsweise universale Bedeutung.* Dies bedeutet an sich keine neue ärztliche Erkenntnis.

Als besondere psychosomatische Affektionen gelten jene Krankheitszustände, bei welchen körperliche Symptome und emotionelle Störungen sich gegenseitig so verflechten und beeinflussen, daß es schwer ist, sie auseinanderzuhalten. Es wird nach einem einheitlichen Gesichtspunkt gesucht, der den mechanistischen Psychogeniebegriff ausschaltet und an dessen Stelle zwar eine Korrelation zwischen psychischem und körperlichem Geschehen anerkennt, aber keine kausale Beziehung. Dabei wird die Auffassung vertreten, daß die Ordnungen im Aufbau und der Entwicklung der ohne Bewußtsein verlaufenden Lebensvorgänge ähnlicher Natur sind wie die im psychischen Leben des Menschen uns begegnenden Ordnungen und daß psychisches und körperliches Geschehen zweierlei, ihrem Wesen nach verschiedene, aber ähnliche Seiten eines und desselben Lebensvorganges darstellen.

Wenn von einzelnen Forschern die Übertragung der psychoanalytischen Untersuchungs- und Behandlungsmethoden auf sämtliche organische Krankheiten gefordert wird, so können wir dieser Richtung nicht folgen, da sie unseres Erachtens die Grenzen überschreitet, welche unserer Erkenntnis der Lebensvorgänge gezogen sind und schließlich in einer Art „Organmythologie" endet. Die schweren organischen Leiden wie Tumoren, Blutkrankheiten, Nephrosklerose, organische Nervenkrankheiten und auch viele Infektionen wie Malaria, Poliomyelitis usw. gehören der Ordnung des Naturgeschehens an, welcher der Mensch unterworfen ist wie jede andere Kreatur und die wohl nur zum geringsten Teil von seinem Tun und Lassen abhängen. Jede Krankheit geht aber durch den ganzen Menschen hindurch, und deshalb findet sich der Kranke in einer gänzlich veränderten Situation seines Lebens und aller seiner Wertungen. In solchen Fällen bedarf es nicht einer eigentlichen Psychotherapie, sondern jenes unmittelbaren persönlichen Kontaktes zwischen Arzt und Patient, der dem Kranken das Bewußtsein gibt, ihm könne nichts Unheimliches geschehen, solange er den Arzt in der Nähe hat. Weiter ist zu sagen, daß auch bei den im engeren Sinne psychosomatischen Affektionen wie Ulcus, Asthma, Hypertension usw. neben der Psychotherapie auch die bewährten Methoden der somatischen Heilkunde nicht vernachlässigt werden dürfen. Es soll auch nicht vergessen werden, daß zahlreiche Menschen körperlich vollkommen gesund bleiben, obschon sie unter Druck, Sorgen und denselben Konflikten leiden wie jene Patienten, die unter solchen Umständen krank werden und psychosomatische Störungen aufweisen. Schon diese Tatsache allein spricht dafür, daß außer psychischen und lebensgeschichtlichen Faktoren auch andere Momente an der Manifestation dieser Affektionen beteiligt sein müssen.

Die „Heilung durch den Geist" ist ein sehr weiter Begriff. Es gibt hier viele und lange Wege, sie führen von Lourdes bis zu der philosophischen Betrachtung des Lebens „sub specie quadam aeterni". Es gibt auch Irrwege. Da aber der Geist das eigentliche Menschliche im Menschen ist, so muß auch die ärztliche Haltung von jenem Geiste durchdrungen sein, der nie aufhört, nach der Wahrheit zu suchen, die sich nicht nur dem Verstande zeigt, sondern die sich auch dem Herzen offenbart.

LITERATURVERZEICHNIS

ADRIAN, E. D.: The physical Background of Sensation. Oxford: Clarendon Press 1947.
ALEXANDER, F.: Psychosomatic Medicine. London: George Allen & Unwin 1952.
ALVAREZ, W. C.: Nervousness, Indigestion and Pain. London: Heinemann.
BAILEY, P.: Alteration of Behaviour in Cats by Lesions in the Brainstem. J. Nerv. Ment. Dis. **107**, 336 (1948).
BARD, A.: Diencephalic Mechanism for the Expression of Rage. Amer. J. Physiol. **84**, 490 (1928).
— On Emotional Expression. Psychologic. Rev. **41**, 309 (1934).
BARENNE, DE: s. DUSSER.
BENEDETTI, G.: Zur Klinik der Fett- und Magersucht. Schweiz. med. Wschr. **1950**, 1129.
BERGMANN, G. v.: Funktionelle Pathologie, S. 292 ff. Berlin: Julius Springer 1932.
— Verh. Ges. inn. Med. 1949.
BERNARD, CLAUDE: Introduction à l'etude de la médecine expérimentale, p. 296. Paris: Flammarion 1952.
BINSWANGER, L.: Über die daseinsanalytische Forschungsrichtung in der Psychiatrie. Schweiz. Arch. Psychiatr. **57**, 209 (1946).
BLEULER, M.: Endokrinologische Psychiatrie, S. 68 u. 268. Stuttgart: Georg Thieme 1954.
BOLLNOW, O. F.: Das Wesen der Stimmungen, 2. Aufl. Frankfurt a/M.: Klostermann 1943.
BOSS, M.: Die Blutdruckkrankheit als menschliches Problem. Psyche **2**, 499 (1949).
— Mensch und Technik in der Medizin. Schweiz. med. Wschr. **1952**, 653.
— Einführung in die psychosomatische Medizin, S. 43 ff. Bern: Hans Huber 1954.
BRAIN, R.: Mind, Perception and Science. Oxford: Blackwell Scientific Publications 1951.
BRITTON: s. unter CANNON.
BROUWER, D.: Positive and negative Aspects of Hypothalamus Disorders. Nederl. Akad. Wetensch. Proc. **1**, 3 (1947).

BUECHNER, F.: Grundsätzliches zur psychosomatischen Medizin. Med. Klin. **1952**, 269.
CAMUS, J.: La régulation des fonctions psychiques, troubles mentaux par lésions extracorticales. Paris méd. **1922**, 363.
CANNON, W. B.: Bodily Changes in Pain, Hunger, Fear and Rage. 2nd ed. New York and London: Appleton 1929.
— and S. W. BRITTON: Amer. J. Physiol. **72**, 283 (1925).
— The James-Lange Theory of Emotion: a Critical Examination and an Alternative Theory. Amer. J. Psychol. **39**, 106 (1927).
— Neural Organisation for Emotional Expression, S. 257. Worchester Mass.: Clark University Press 1928.
CARUS, C. G.: Psyche, S. 262. Leipzig: Kroener.
CHRISTIAN, P.: Das Personverständnis im modernen medizinischen Denken. Tübingen: J. C. D. Mohr 1952.
DUNBAR, F.: Emotions and bodily Changes, 3rd ed. New York: Columbia University Press 1945.
— Psychosomatic Diagnosis, 5th ed. New York and London: Hoeber 1948.
DUSSER DE BARENNE: Arch. néerl. Physiol. **4**, 114 (1929).
— J. of Neuro-Physiol. **1**, 176 (1938).
ECONOMO, C. V.: Neues über die Anatomie und Physiologie des Mittelhirns, Zwischenhirns und der Stammganglien. Internat. Fortbildungskurse der Wiener medizin. Fakultät. Wien: Springer 1924.
— Über den Schlaf. Vorträge in der Ges. d. Ärzte in Wien. Wien: Springer 1925.
ENGLISH, O. Sp.: s. WEISS and ENGLISH.
FOERSTER, O.: Dtsch. Ges. inn. Med. **1937**, 165.
— u. O. GAGEL: Z. Neur. **149**, 312 (1934).
FULTON, J. F.: Frontal Lobotomy and Affective Behavior. London: Chapman and Hall 1951.
— Zit. nach SAMSON WRIGHT (s. dort).
GERARD, L. W.: Physiology and Psychiatry. Amer. J. Psychiatry **106**, 181 (1949).
GLATZEL, H.: Ulcus, Persönlichkeit und Ulcuserlebnis. Erg. inn. Med. **65**/2, 564 (1945).
GOLTZ, F.: Pflügers Arch. **51**, 750 (1892).
GRINKER, R., and F. P. ROBBINS: Psychosomatic Case-book. New York: Blakiston 1954.
GRODDECK, G.: Psychosomatische Erforschung des Es. Psyche **4**, 481 (1951).
HALLIDAY, J. E.: Concept of Psychosomatic Affection. Lancet **1943**/2, 692.
— Epidemiology and Psychosomatic Affection. Lancet **1946**/2, 185.

HEAD, H., and G. HOLMES: Brain **34**, 109 (1911).
— Studies in Neurology 2, S. 600ff.
— Certain Mental Changes that accompany Visceral Disease. Goulstonian Lectures 1901.
HEIDEGGER, M.: Sein und Zeit. 3. Aufl. Halle: Niemeyer 1931.
HESS, W. R.: Die funktionelle Organisation des vegetativen Nervensystems. Basel: Benno Schwabe 1948.
— Vegetative Funktionen und Zwischenhirn. Basel: Benno Schwabe 1947.
— Symposion über das Zwischenhirn. Helvet. pharmac. Acta Suppl. **6**, (1950).
— Wechselbeziehungen zwischen psychischen und vegetativen Funktionen. Schweiz. Arch. Neurol. **1924** u. **1925**.
— auch zit. nach v. WYSS. Siehe unter v. WYSS: 50 Jahre Psychophysiologie in Zürich.
HEYER, G. R.: Das körperlich-seelische Zusammenwirken in den Lebensvorgängen. München: J. F. Bergmann 1925.
HOFF, H. C.: Festschrift für OTTO POETZL, S. 237.
HOLMES, G.: s. HEAD and HOLMES.
JACKSON, HUGHLINGS: Selected Writings. 2, S. 110. London: Hodder and Stoughton 1932.
JAMES, WILLIAM: Principles of Psychology, vol. 2, S. 443. New York: Holt 1890.
JANET, P.: De l'angoisse a l'extase, vol. 2, S. 598ff. Paris: Alcan 1928.
— Nouveau traité de psychologie, vol. 4, S. 407ff. Paris: Alcan 1934.
KLAGES, L.: Grundlagen der Wissenschaft vom Ausdruck, S. 88. Leipzig: J. A. Barth 1936.
KREHL, L. v.: Entstehung, Erkennung und Behandlung innerer Krankheiten, Bd. 1, S. 330ff., Bd. 2, S. 23 u. 30. Leipzig: C. F. W. Vogel 1930 und 1931.
KUHN, R.: Psyche **4**, 229 (1950) (Ref. MITSCHERLICH).
KUNZ, H.: Die anthropologische Betrachtungsweise in der Psychiatrie. Z. Neur. 1941, 172.
LASHLEY, K. S.: The Thalamus and Emotion. Psychologic. Rev. **45**, 42 (1938).
LHERMITTE, J.: Les fondements biologiques de la psychologie. Paris 1925.
MASSERMAN, J. H.: The Hypothalamus in Psychiatry. Amer. J. Psychiatr. **98**, 633 (1942).
MCINNES, R. G.: Modern Trends in Psychological Medicine, S. 73. London: Butterworth & Co. 1948.
MENNINGER: Zit. nach GRINKER and ROBBINS (s. dort).
MITSCHERLICH, A.: Kongreßverh. inn. Med. 1949.
MOHR, F.: Psychophysische Behandlungsmethoden. Leipzig: S. Hirzel 1925.

Papez, J. W.: A Proposed Mechanism of Emotion. Arch. of Neur. 38, 725 (1937).
Paracelsus, Theophrastus: Sämtliche Werke, Bd. 5, S. 338ff. St.Gallen: Zollikofer & Co. 1947.
Penfield, W.: Observation sur la localisation cérébrale des fonctions. Représentation corticale. Congrès internat. de Neurologie. Paris 1949.
— Epilepsy and the Functional Anatomy of the Human Brain, S. 27 u. 43. 127ff. Boston: Little Brown & Co. 1954.
Punnet: Zit. nach Sherrington.
Ranson, S. W., and H.W. Magoun: The Hypothalamus. Erg. Physiol. 41, 56 (1939).
Reichardt, M.: Hirnstamm und Seelisches. Fortschritte der Neurol. Psychiatr. und ihren Grenzgebieten, S. 81. Leipzig: Georg Thieme 1944.
— Allgemeine und spezielle Psychiatrie, 3. Aufl., S. 129ff. Jena: G. Fischer 1923.
Robbins, F. P.: Siehe unter Grinker und Robbins.
Rothmann, H.: Z. Neur. 87, 247 (1923).
Sartre, J.-P.: Esquisse d'une théorie des émotions. Paris: Hermann et Cie. 1948.
Scheler, M.: Die Stellung des Menschen im Kosmos. Darmstadt: Reichl 1928.
Schwarz, O.: Psychogenese und Psychotherapie körperlicher Symptome. Wien: Springer 1925.
Selye, H.: Stress. Montreal 1950.
Sherrington, Sir Ch.: Man on his Nature. Cambridge: University Press 1940.
Siebeck, R.: Zit. nach Christian (s. dort).
Simmel, G.: Zit. nach Erwin Strauss. Wesen und Vorgang der Suggestion, S. 40. Berlin: S. Karger 1925.
Uexküll, J. v.: Das allmächtige Leben, S. 58. Hamburg 1950.
Uexküll, Th. v.: Der Mensch und die Natur, S. 72. Bern: Francke 1953.
Walthard, M.: Stöckels Handbuch der Gynäkologie, Bd. 11, 1937.
Weiss, E., and O. Sp. English: Psychosomatic Medicine. Philadelphia and London: Saunders Co. 1943.
Weizsäcker, V. v.: Der Gestaltkreis, S. 143 u. a. Leipzig: Georg Thieme 1940.
— Kongreßverh. inn. Med. 1949.
— Der kranke Mensch. Stuttgart: Köhler 1951.
Wittkower, E.: Einfluß der Gemütsbewegungen auf den Körper. Wien-Leipzig: Sensen-Verlag 1936.
Wolff, H. G.: Stress and Disease. Springfield, Ill.: C. G. Thomas 1952.
— W. S. Grace, St. Wolf, P. Seton and C. R. Lee: Life Situations Emotions and Colonic Function. Gastro-Enterology 14, 93 (1950).

Wright, S.: The Physiology of Emotions. In: Modern Trends in Psychologic. Medicine, S. 19. London: Butterworth 1948.
Wyss, W. H. v.: Einfluß psychischer Vorgänge auf Atmung, Pulsfrequenz, Blutdruck und Blutverteilung. Handbuch der normalen u. pathologischen Physiologie, Bd. 16/2, S. 1261. Berlin: Julius Springer 1931.
— Körperlich-seelische Zusammenhänge in Gesundheit und Krankheit. Leipzig: Georg Thieme 1931.
— Grundformen der Affektivität. Leipzig: S. Karger 1938.
— Psychophysiologische Probleme in der Medizin. Basel: Benno Schwabe 1944.
— 50 Jahre Psychophysiologie in Zürich. Neujahrsblatt 1948. Zürich: Beer & Co.
— Grundsätzliches zur psychosomatischen Medizin. Schweiz. med. Wschr. **1953**, 82.
Zutt, J.: Kongreßverh. inn. Med. 1949.

NAMEN- UND SACHVERZEICHNIS

Abhängigkeitsbedürfnis 53 f.
Abmagerung 64
Adaptationssyndrom 29
Adenocorticotropes Hormon 29.
Adrenalin 29.
ADRIAN 13.
Äquivalenzprinzip 64.
Affektivität 22 ff.
Affekttheorie, psychologische 40.
Aggressive Haltung 53.
Alarmreaktion 29.
ALEXANDER 53 ff.
ALVAREZ 50.
Angina 64, 65.
Angina pectoris 47, 71, 72.
Angriffssyndrom 37.
Animale Funktionen 20, 77.
Animales System 18.
Anorexia mentalis s. Magersucht
Anpassungsmechanismus 56.
Archetypen 78.
Arteriosklerose 65.
Arthritis 47.
Asthma 18, 47, 53, 59, 65, 66, 71, 72, 74.
Atmung, Atmungsorgane 32, 46, 76.
Augen 46.
Ausdrucksbewegungen und -erscheinungen 22, 27, 32, 35.

BAILEY 37.
BARD 34.
BARENNE, DUSSER DE, s. DUSSER.
Basedow 72.
BENEDETTI 73.

BERGMANN V. 61 ff., 65 f.
BERGSON 6.
BERNARD CL. 2, 42, 75.
Betriebsstörung 61.
Bewußtseinsunfähige vitale Vorgänge 3.
BINSWANGER L. 73.
BLEULER, M. 44, 54.
Blut 46, 76.
Blutkrankheiten 66.
Blutkreislauf 32, 76.
BOLLNOW 22 f.
Bonhoefferscher Reaktionstypus 44.
Boss 73.
BRAIN, RUSSEL 11 f.
BRITTON 34.
BROUWER 33.
BUECHNER 71.

CAMUS 32, 33.
CANNON 29, 34 f., 53, 59.
Carcinome 59, 64.
CARUS 23, 27.
„Centrencephalic System" 39.
Cholecystitis 72.
CHRISTIAN 21, 63, 73, 75.
Colitis 53, 72, 74.
Colonfisteln 58.
Coronare Erkrankungen 52.
Coronarthrombose 47.
CUSHING 33.

Daseinsanalyse 73.
Diabetisches Koma 28.
DODDS 16.
Dualismus 12.

DUNBAR 51f.
Durchfall 57.
DUSSER DE BARENNE 34, 38.

ECONOMO V. 32.
Elektroencephalogramm 37.
Embryonale Entwicklung 5.
Emotionen 22.
—, physiolog. Mechanismus der, 2, 31 ff.
—, zentrale Theorie der 35.
Encephalitis epidemica 32.
Endokrine Erkrankungen 44f.
Endokrines System 46.
Endokrinologische Psychiatrie 44f.
Endophylaktisch 19.
Energetisches System, Körper als 5, 9 ff.
ENGLISH 51.
Entwicklung, embryonale 5.
Entzündung 64.
Enuresis 18, 47.
Erbkrankheiten 71.
Ergotrop 19, 57.
Ernährung 76.
Erregungspotential 13.
Evolution 6.
Existenz, Modus der 42.
Experimentelle Medizin 2.

FERNEL, JEAN 10.
Fettsucht 47, 66, 73, 74.
FOERSTER 32, 33.
Freudsche Psychoanalyse 51, 63 f.
Frontalhirn 31 ff.
FULTON 33, 39f.

GAGEL 32.
Gebärdensprache 28.
Gefühle 22.
Gefühlsbetonung 33, 35.
Gemüt 30.
GERARD 16.

Geschichtlichkeit 75.
Gestaltkreis 21.
GLATZEL 50.
GOLTZ 34.
GRINKER 51f., 54.
GRODDECK 66.
Grundstimmung 24f.

HALLIDAY 45 ff.
Haut 46.
Hautaffektionen 46, 59, 72.
HEAD 33 ff., 44.
HEIDEGGER 23, 73.
Herzinfarkt 28, 48.
Herzklappenfehler 65.
Herzkranke, rheumatische 52.
HESS, W. R. 15, 18 ff., 32, 37 ff.
HEYER 61.
Hirnrinde 31 ff.
Hirnstamm 31 ff.
Hirntumoren 18, 67.
Hochdruck, arterieller 18, 40, 47, 52, 54, 57, 59, 64, 66, 72, 74.
HOFF 33.
HOLMES 33.
Hormon, adenocorticotropes 29.
Hormondrüsen 77.
Hyperglykämie 64.
Hypertension, Hypertonie, s. Hochdruck.
Hyperthyreose 66, 72.
Hypothalamus 31 ff.

Ich, das 9, 63.
Identitätslehre, monistische 54.
Infektionskrankheiten 66, 71.
Innerlichkeit 30.
„In-der-Welt-Sein" 42.
Integration der beiden Großhirnhälften 40.
— des Individuums 7.
— des Körpers 7, 21.
Intellekt 23, 27.

JACKSON, H. 39f.
JAMES 28, 35.
James-Langesche Theorie 28.
JANET 33, 37, 41.

Kardiovasculäre Störungen 59.
Kausalität, psychologische 70.
Kausalitätsbegriff 74.
Kinderlähmung 75, 81.
KLAGES 24.
Koinzidenz zwischen subjektivem Erlebnis und objektivem Vorgang 16.
Konfliktsituationen 43, 51, 59f.
Konversionsneurose 53.
Konzeption, begriffliche 10.
Körper als energetisches System 9ff.
Korrelation: an Stelle von Psychogenese 59.
— zwischen Gehirnprozessen und Bewußtseinsvorgängen 7, 11.
— — psychischem und körperlichem Geschehen 81.
Krankheitsgefühle 26.
KREHL v. 61ff.
Kreislauforgane 46.
KUHN 73.
KUNZ 73.

LANGE 28, 35.
LASHLEY 35.
Lebensbedingungen, soziale und kulturelle 48.
Lebensdrang 7, 23.
Lebensentwicklung 43f.
Lebensgeschichte, innere 43, 57.
Lebercirrhose 68.
Leib-Seele-Zustand, primärer 17.
—, sekundärer 17.
Leistung als Ordnungsprinzip 19.
Leistungsprinzip 20.
Leukämie 64, 71.

Leukotomie 31, 72.
LHERMITTE 32, 33.
Lobotomie 40.

Magen-Darmkanal 45.
Magenfisteln, Magenstörungen 57, 58.
Magersucht 47, 66, 74.
MAGOUN, s. RAMSON und MAGOUN
Malaria 82.
MASSERMAN 36.
MCINNES 4.
Medizin, experimentelle 2.
MENNINGER 71.
Migräne 47, 57.
Mimik 28.
Mißbildungen 71.
MITSCHERLICH 65.
Mittelohrkatarrh 66.
MOHR 61.
Monistische Auffassung 16.
— Identitätslehre 54.
Motorik 8, 37.

Natur des Menschen 4.
Nebenhöhlen 66.
Nephritis 64.
Nephrosklerose 82.
Nervenimpulse 13.
Nervenkrankheiten, organische 83.
Nervensystem 46.
—, animales 18.
—, vegetatives 19, 55.
—, zentrales 77.
Neurochirurgie 4.
Neurophysiologie 4, 12.
Nierenleistungen 76.
Noradrenalin 29.

Objekt 41.
Obstipation 57.
Ödem 64.
Ordnung (pattern) 14, 15.

NAMEN- UND SACHVERZEICHNIS

Ordnungsprinzip, Leistung als 19.
„Org" 16.
„Organmythologie" 81.
Organneurosen 66.
OSLER 50.
Ovulation 18.

PAPEZ 38.
PARACELSUS 61.
„Pattern" 14, 15.
PENFIELD 31, 39.
Persönlichkeitstypus 47.
Physische Welt, die und ihre symbolische Wiedergabe 14.
Poliomyelitis, s. Kinderlähmung.
„Profil, psychologisches" 51.
Psyche, erkennbare 8.
Psychiatrie, endokrinologische 44 f.
Psychoanalyse 63 f., 71.
Psychogenese 44, 59, 63.
Psychogenie 63, 70.
Psychogeniebegriff 81.
—, mechanistischer 61.
Psychoneurosen 66.
„psychosomatisches Feld" 55.
Psychotherapie 3, 44, 60, 64, 72.
PUNNET 6.

RANSON 36.
Reflektorisches Verhalten 8.
Reflexe, bedingte 36.
REICHARDT 31.
Rheumatische Herzkranke 52.
Rhinitis vasomotorica 58.
ROBBINS 51 f., 54.
ROTHMANN 34.
ROUSSY 32.

SARTRE 41.
SCHELER 1.
Schematismus 56, 58.
Schicksal, Krankheit als 75, 80.

„Schmerzlust" 67.
Schnupfen 66.
Schutzbedürfnis 53 f.
Schutzmechanismen 56.
SCHWARZ 61.
SELYE 29 f., 54.
„Sham-rage" 36.
SHERRINGTON 5 ff., 21, 70.
SIEBECK 75.
SIMMEL 25.
Sinnesorgane 77.
Skeletmuskulatur 46, 77.
Somatogenie 70.
„Stellvertretung" der Neurosen durch körperliche Krankheit 68.
Stimmung, Stimmungen 22 f., 37.
Stomatitis 66.
Strebungen, höhere 23.
Stress 43, 56 f.
Strychninexperimente 38.
Subjekt 21, 41.
Symbolische Wiedergabe der physischen Welt 14.
Synergie zwischen Hirnstamm und Hirnrinde 37.
Synergismus 19.

Thalamus 31 ff.
Thyreotoxikose 66.
Tics 18.
Tiefenpsychologie 64.
Tierpathologie 2.
Todestrieb 71.
Topektomie 31.
Triebregungen 23.
Trophotrop 19.
Tuberkulose 64, 76.
Tumoren 56, 66, 71, 82.

UEXKUELL V. J. 22.
UEXKUELL V. TH. 21.
Ulcus 47, 50, 53, 59, 65, 72, 74.

Unfallkranke 51.
Urogenitalsystem 46.

Vasopressin 29.
Vegetative Funktionen 20, 77.
Vegetatives Nervensystem 19, 55.
Verdauungskrankheiten 59.
Vitale bewußtseinsunfähige Vorgänge 3.

Wahrnehmungsproblem 12.
Wahrnehmungswelt 13.
WALTHARD 61.

WEISS 51.
WEIZSAECKER V. 21 f., 63 ff.
Welt, physische und ihre symbolische Wiedergabe 14.
„Wirklichkeit, vorgehende" 21.
WITTKOWER 61.
WOLFF, H. 49 f., 56 ff.
WRIGHT 38.
Wutanfälle 34.
WYSS V. 11, 23, 61, 76.

ZUTT 59, 66, 70.
Zwischenhirn 32 ff.

MIX
Papier aus verantwortungsvollen Quellen
Paper from responsible sources
FSC® C105338

If you have any concerns about our products,
you can contact us on
ProductSafety@springernature.com

In case Publisher is established outside the EU,
the EU authorized representative is:
**Springer Nature Customer Service Center GmbH
Europaplatz 3, 69115 Heidelberg, Germany**

Printed by Libri Plureos GmbH
in Hamburg, Germany